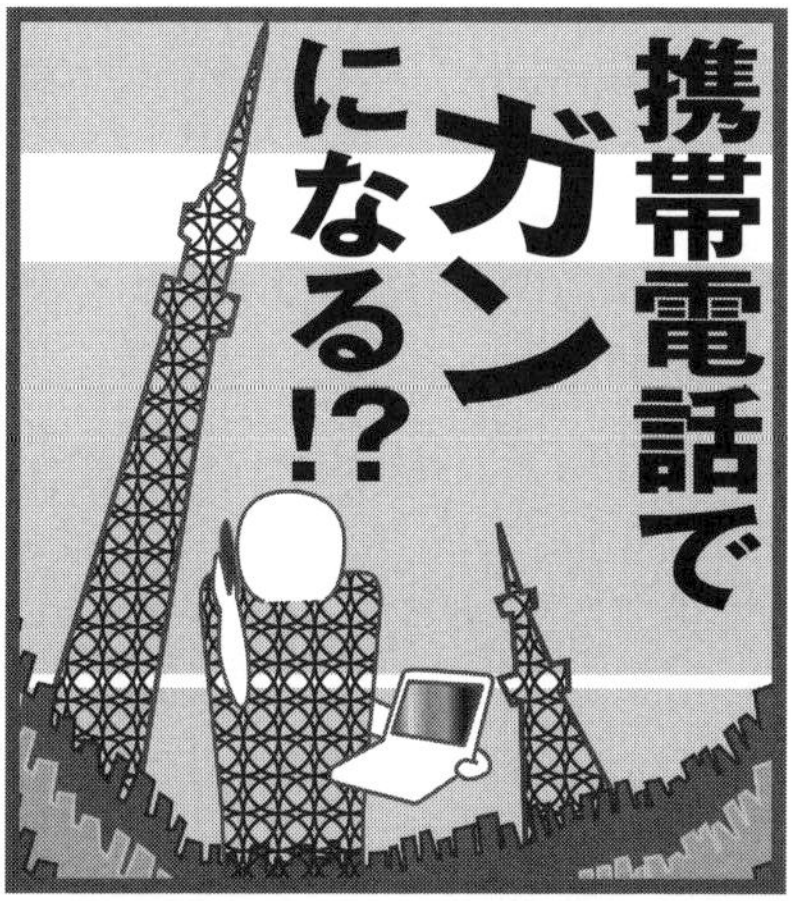

国際がん研究機関評価の分析

電磁波問題市民研究会 編著

緑風出版

目　次

携帯電話でガンになる⁉

第四章　海外ではどう反応し、どう対処したか　矢部　武・107

第五章　携帯電話基地局からの高周波電磁波　大久保貞利・137

はじめに

大久保貞利

スマホがもてはやされるが

スマホが売れている。スマホとはスマートホン（スマートフォン）の略である。スマホは、通常の携帯電話の持つ機能（音声通話・メール・カメラ）に加えて、インターネット機能、スケジュール管理、メモ機能などが格段に高いレベルで装備された携帯電話である。というより、携帯電話機能付きパソコンといったほうが適切であろう。

スマホは携帯電話より圧倒的に情報交換量が多いことを売りにしている。そうなれば、それだけ空中を飛ぶ電磁波量が増えるわけで、人の健康を重視する環境面からすると、状況は明らかに悪化する。実際、電磁波問題市民研究会のもとに電磁波過敏症状を訴える人は増えている。

スカイツリーが二〇一二年五月二二日に開業した。軽薄なマスコミは「スカイツリーブーム」を演出しているが、地上デジタルテレビ放送（地デジ）化も電磁波環境の悪化に直結する。テレビ、新聞など大手マスコミから批判精神が失われていると言われて久しいが、本来報道の役割は、

「社会の木鐸（もくたく）」として、たんに情報を民衆に伝えるだけでなく、同時に出来事の裏に潜む面も明らかにすることにあるはずだ。そうした気骨がスマホ報道やスカイツリー報道には感じられない。

この本は、そうした現状を憂え、電磁波とりわけ高周波電磁波の持つ問題点を審らかにするためにまとめられた。

IARCが高周波電磁波を「2B」に評価

二〇一一年五月三一日、WHO（世界保健機関）の研究機関であるIARC（国際がん研究機関）が、携帯電話電磁波を含む高周波電磁波（場）を「2B」（ヒトへの発がんリスクの可能性あり）と評価する、と発表した。

IARCは、一九六五年にWHO総会で「発がんのメカニズム、疫学、予防等の研究」を目的として設立が決められた組織である。IARCは、WHOの一構成組織ではあるが、研究の中立性を担保するためWHOとは予算・運営面で独立した組織である。本部はフランスのリヨンにある。ちなみに、ある物質（因子）に関するIARCの発がん性分類評価は、そのままWHOの評価として確定する。

IARCの発がん性分類は、該当する物質（因子）の発がん性に関する科学的証拠のレベルに応じて、以下のように五つに分類される。

「グループ１」＝発がん性がある。
「グループ２Ａ」＝おそらく発がん性がある。（probably）
「グループ２Ｂ」＝発がん性の可能性がある。（possibly）
「グループ３」＝発がん性を分類できない。
「グループ４」＝おそらく発がん性はない。

該当する物質（因子）がどの分類に属するかは、それぞれの物質（因子）ごとにＩＡＲＣが選出する科学者・研究者で構成されるワーキンググループ（評価作業部会）によって決められる。ワーキンググループは一週間ほど会合をもち論議し、その物質（因子）の分類評価は最終的にワーキンググループメンバーの多数決で決められる。今回、高周波電磁波を「２Ｂ」と評価したのは、一四カ国から集められた三〇名の科学者・研究者である。日本からも二名が参加した。

非熱作用を評価した点に意義がある

「２Ｂ」評価の詳しい展開は第三章に譲るが、高周波電磁波を「２Ｂ」とＩＡＲＣが評価した意義は、高周波電磁波の「非熱作用」を評価した点にある。日本の総務省の電波防護指針（基準）は、ＩＣＮＩＲＰ（国際非電離放射線防護委員会）の国際ガイドライン値を根拠にしている。ＩＣ

ＮＩＲＰの国際ガイドライン値は、電磁波の急性作用である「熱作用」を根拠につくられている。急性作用は読んで字の如く「すぐに表れる影響」なため、証拠（エビデンス）がかなりはっきりしている。

一方、慢性作用である電磁波の「非熱作用」は、長期間で起こる影響のため、証拠の採用を巡って賛否両論に分かれる。ＩＡＲＣは、高周波電磁波のヒトへの発がん性リスクについて、動物実験においても疫学研究においても「限定的証拠」があるとして「２Ｂ」に評価した。電磁波の非熱作用によって、がん・神経伝達物質の変調・精子異常・神経の変性疾患促進・認識機能の変調・血液脳関門拡大・等々の健康影響が引き起こされる、と考えられている。非熱作用は、熱作用の一万分の一以下、あるいはもっと低い曝露レベルで生体細胞に影響を与えるのではないか、とみられている。

今回のＩＡＲＣの高周波電磁波「２Ｂ」評価の意義は大きい。

珍しく日本の多くのメディアが報道した

日本では欧米特に欧州と比べて、電磁波関連報道が極めて少ない。二〇〇七年六月に発表されたＷＨＯ（世界保健機関）の極低周波（超低周波）電磁波「環境保健基準」（ＥＨＣ）について、主要メディア（新聞、テレビ）はあまり報じなかった。

ところが、今回のＩＡＲＣの「２Ｂ」評価については、大手新聞はもとより、ＮＨＫをはじめとしたテレビ各局も一斉に大きく報道した。二〇一一年三月一一日の東日本大震災と福島原発事故で、いわゆる〝原発ムラ〟にほころびがみられるが、某電力会社のマスコミ支配力の陰りの下で、電磁波報道が一時的にしやすくなったことと関係しているのかもしれない。それはともかくとして、「国民の知る権利」からすれば大いに歓迎すべきことだ。

しかし、所詮一過性の報道であり、欧州のようなコンスタントな報道ではない。元来熱しやすく冷めやすい国民性である。継続的な報道がなければ、やがては関心も薄れてしまう。ＩＡＲＣの「２Ｂ」評価をきっかけに、電磁波問題の重要性を国民に広く浸透させていくことが求められている。

高周波の「範囲」の混乱について

メディアは今回のＩＡＲＣ「２Ｂ」評価発表について、「携帯電磁波の発がん性をＷＨＯが認める」と報道した。この「携帯電磁波」という表現は正しくない。今回対象とした高周波範囲は「周波数帯三〇キロヘルツ〜三〇〇ギガヘルツ」である。したがって、携帯電話領域だけでなく、テレビ・ラジオ等の放送電波、医療機器、アマチュア無線、コードレス電話、三万ヘルツを超える周波数帯を使うＩＨ機器、ブルートゥース等の無線ＬＡＮ、高出力パルスレーダー、警察無線等と行政無線、航空機や船舶用のビーコンおよび無線通信等々が対象領域であり、高周波全般が対象なのである。そうした広い範囲の高周波に「発がんの可能性がある」としたのである。

今後の推移

ＩＡＲＣの高周波電磁波「２Ｂ」評価は、ＷＨＯ（国際保健機関）の「高周波電磁波の環境保健基準（ＥＨＣ）」策定の一環として出された。

ＷＨＯは一九九六年に「国際ＥＭＦ（電磁波）プロジェクト」を立ち上げた。当初は五〇ヘルツ・六〇ヘルツでおなじみの（日本の場合だが）普通の電気で使われる周波数の電磁波（極低周波）の環境保健基準を策定する目的でこのプロジェクトは設立された。だが、携帯電話が世界的に普及したため、極低周波だけでなく高周波も対象にしようということになり、設立段階では五年計画だったのが一〇年計画に延長され、二〇〇五年に極低周波・高周波両方の「環境保健基準」を出すように変更された。しかし実際には、極低周波電磁波の「環境保健基準」が二〇〇七年六月に発表され、高周波電磁波の「環境保健基準」は二〇一三年以降に発表と大幅に遅れている。

極低周波電磁波の場合は、二〇〇一年六月二七日にＩＡＲＣ（国際がん研究機関）が一〇カ国・二一名の科学者・研究者により「２Ｂ」評価を決定し発表した。そして「環境保健基準」が二〇〇七年六月一八日に発表された。

高周波電磁波の場合は、二〇一一年五月三一日にＩＡＲＣが「２Ｂ」と評価したわけで、予定では二〇一二年に「高周波電磁波のリスク評価」が発表され、二〇一三年から二〇一四年に「高周波電磁波の環境保健基準」が発表されるとしている。どこまでも「予定」なので遅れることは十分予想される。

ちなみに、ＩＡＲＣは「高周波電磁波」を「無線周波数電磁場」（ＲＦ—ＥＭＦ）と表現している。ＲＦ—ＥＭＦとは、Radio Frequency Electro Magnetic Field の頭文字をとった。この場合、電磁波と電磁場の違いは意味がない。

本の章立て

次にこの本の章立てについて説明する。

第一章は、身の回りの高周波について、その性質、種類、曝露について概観し、携帯電話電磁波を例にして「なぜ高周波のリスクは簡単には決められないのか」について言及する。

第二章は、高周波電磁波リスクについて詳しく解説する。

第三章は、「発がん可能性あり」（２Ｂ）の評価を巡る経緯と内容について詳しく展開する。

第四章は、携帯電話と基地局を巡る、海外での反応と対応について具体的に展開するとともに、高周波電磁波の環境影響に対する潜在的危険性についても言及する。

第五章は、基地局問題にしぼって、「基地局は何が問題なのか」を具体的に明らかにしていく。とりわけ宮崎県延岡市について詳しく展開する。

第六章は、高周波の新技術について展開する。「地デジとスカイツリー問題」「無線ＬＡＮ」その他に言及する。

第七章は、電磁波による健康障害に医学的にはどう理解し、対処できるかを扱う。

第八章は、市民・行政は携帯電話や電磁波にどう対応すべきかを扱う。

第一章　高周波の健康影響を考えるために

上田昌文

第一章では高周波電磁波を対象に、第一節で環境中にいかなる高周波が存在しているか、そして高周波を私たちはいかに曝露しているかを概観し、第二節では携帯電話電磁波を例に、高周波の健康リスクを考えるときのポイントを論じる。

第一節　身の回りの高周波環境

高周波とは

環境中の電磁波は、低周波と高周波に大別される。電磁波は波動としての特性である周波数の高い・低いが波の用途を大きく決める。実用的観点からは、高周波とは無線通信に使用可能な周波数の電磁波（いわゆる電波）を指す。英語では radio frequency（RFと略記）という語がこれに相当し、日本語では「高周波」とも「無線周波数」とも訳される。一般的には数十キロヘルツくらいから三〇〇ギガヘルツくらいまでの幅広い周波数帯を指すことが多い。図1でいうと、定義上は、高周波よりも小さい周波数帯の電磁波はすべて低周波となるが、生活環境で出会う低周波としては、五〇ヘルツもしくは六〇ヘルツ（この二つを商用周波数と呼ぶ）の交流電流を使用することに伴って発生する電磁波が主たるものであり、そうした帯域の電磁波を「超低周波」（極低周波）と名付けている。また、電波である高周波と、交流電流由来の超低周波との間の帯域にあって、違った用途によって発生する電磁波を「中間周波数」と呼ぶこともある。例えば、電磁調理器（ＩＨクッキングヒーター）は、電源由来の超低周波（五〇ヘルツまたは六〇ヘルツ）に加えて、内蔵インバータの動作に伴う数十キロヘルツ帯の「中間周波数」電磁波が発生する。

また、高周波の中には、電波として意図的に発信している（受信している）もののほかに、今述べたＩＨクッキングヒーターの中間周波数電磁波のように、いわば非意図的に発せられるものが少なくない（利用に適さず、むしろ他の機器を誤作動させる可能性も持ったものとして「電磁波ノイズ」と呼ぶことがある）。制御機能を高めるために、例えば、蛍光灯やエアコンや冷蔵庫、電気自動車、太陽光発電（のパワーコンディショナー）などにはインバータが入っているが、そこからいかなる電磁波ノイズが発生しているかについては、一般にはほとんど知られていない。

さらに、電波発信機器であっても電力を使う以上、低周波電磁波を、それも相当強いものを発生することがある点にも留意する必要がある。例えば、携帯電話の端末や、(注1) 携帯基地局の高圧電

注１：ＴＤＭＳ方式の携帯電話端末で調べた事例では、バッテリーから電波の発信に同期した負荷電流が流れ出し、これによって端末の裏側に局所的な二一七ヘルツとその高調波成分（整数倍だけ高くなる周波数成分）の磁界が発生することが報告されている。（Final Report：Assessment of ELF Exposure from GSM Handsets and Development of an Optimized RF/ELF Exposure Setup for Studies of Human Volunteers, BAG Reg. No. 2.23.02.-18/02.001778, M.Tuor et al, January 2005）

源からはかなり強い低周波磁場が出ている場合がある。

高周波（電波）の性質

近年、携帯電話や無線LANなどの爆発的な普及によって、電波はきわめて身近な存在となっているが、人間の五感で感知することは不可能なだけに、それがどこにどう存在していて、それをどう曝露しているかは、気づかないでいることが多い。

高周波は、人間が意図的に電波として利用する場合は、必ず「発信源」がある。レーダー、放送電波塔、携帯電話……すべていかほどかの電力を消費しながら、電波を発信している。用途別に見ると、次のような幅広い利用がある。

通信・放送：テレビやラジオの放送（地上波によるものも、衛星によるもの）。

業務用無線通信：警察、消防・救急医療や、船舶、航空管制など。

アマチュア無線通信、電話：携帯電話・PHS、ワイヤレス電話。

データの送受：無線LAN、無線インターネット（WiMAXなど）、気象観測（ラジオゾンデなど）。

遠隔操作：リモコンから電子機器への信号送信、スマートメーター(注2)。

位置・識別確認：GPSなどの位置情報システム、RFID（微小な無線チップにより人やモノ

図1　超低周波からガンマ線まで

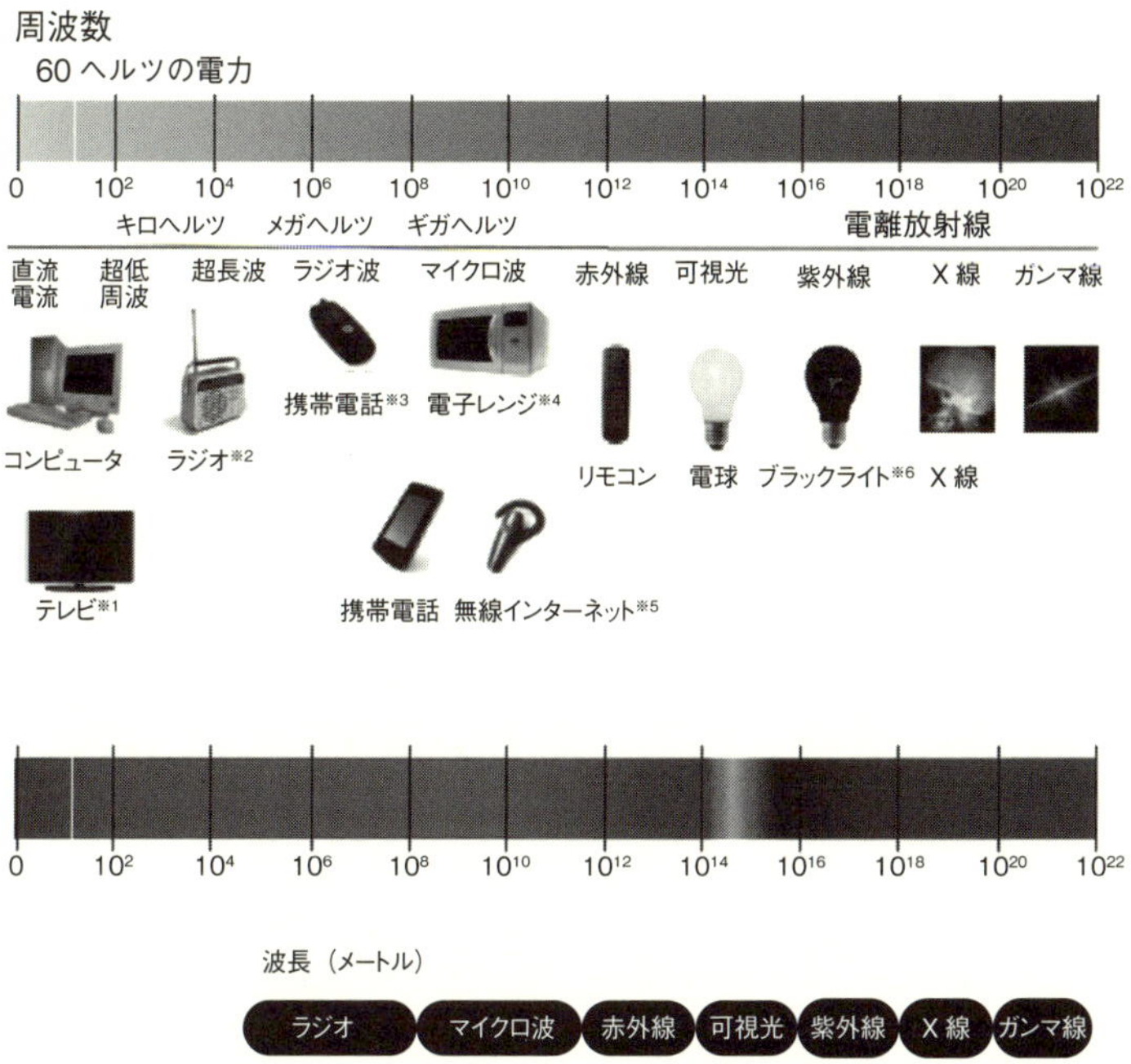

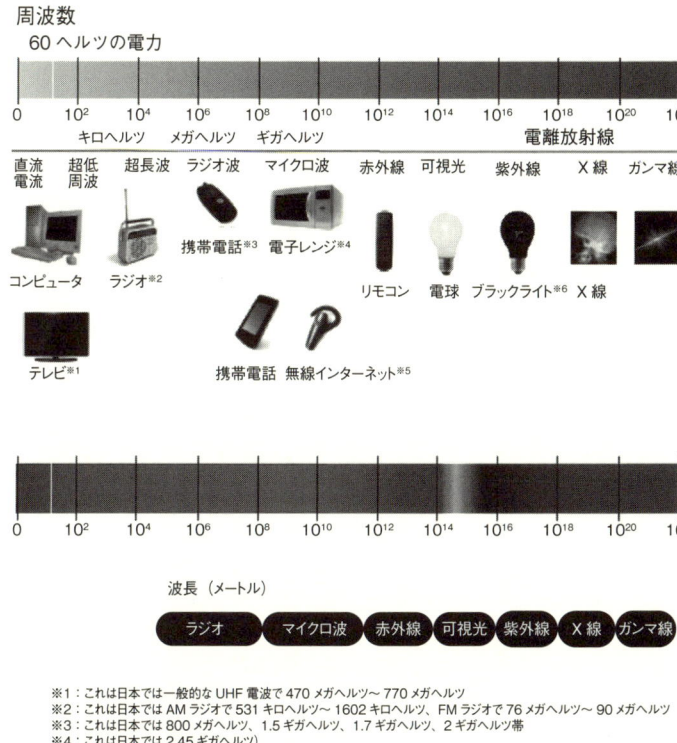

※1：これは日本では一般的な UHF 電波で 470 メガヘルツ～ 770 メガヘルツ
※2：これは日本では AM ラジオで 531 キロヘルツ～ 1602 キロヘルツ、FM ラジオで 76 メガヘルツ～ 90 メガヘルツ
※3：これは日本では 800 メガヘルツ、1.5 ギガヘルツ、1.7 ギガヘルツ、2 ギガヘルツ帯
※4：これは日本では 2.45 ギガヘルツ)
※5：2.5 ギガヘルツ帯
※6：紫外線に近い周波数：紫外線の UVA や UVB は目に見えない
※7：周波数は 30×10*16 乗～ 30×10*19 乗：電離放射線は人体を貫通し DNA を傷つける

を識別・管理する仕組み)。

加熱：電子レンジ、焼灼などに用いる医療機器（電気メスなど）や工業利用。

反射を利用したもの：レーダー。

こうした用途に応じて、周波数をどう使い分けていくか、という点が電波利用の基本枠になるが（図1）、電波の性質はそれだけで決まるわけではない。出力（どれくらいのエネルギーで電波を送り出しているか）、指向性（どの方向に強く出しているか）、波の形状（アナログ波、デジタル波、パルス波など）、波に情報を載せるための工夫（有線なら電線が伝達媒体になって中を通る電気信号が情報になるが、無線の場合、媒体である波自体の振幅や周波数や位相を変化させることで情報信号とする「変調」という操作を行なう）といった様々な特性をもたせることになる。また、発信された波も、どのように伝搬するのか（反射や回折、波どおしの重なりあい、障害や遮蔽の具合）といった点でも、複雑な様相を呈する。

例えば、携帯電話についてみると、

注2：スマートメーターは通信機能を備えた新型電子式メーターで、消費者の家電製品とつながって現在の電力料金や使用量を伝えたりする。欧米では急速に普及しているが、携帯電話とほぼ同じ周波数帯の高周波電磁波を使用するため、健康影響の懸念などを理由に反対運動も激化している

表1　第一(G1)～第四世代(G4)の携帯電話

導入時期	世代	通信方式	変調方式	周波数
1980年代	1G アナログ携帯電話	HiCAP NTT（日本のみ、現在は使われていない）	FDMA：周波数多重アナログ変調	800メガヘルツ帯
1990年頃～	2G デジタル携帯電話	PDC（日本のみの方式）	おもにTDMA：時分割多重デジタル変調	800メガヘルツ、1.5ギガヘルツ帯
		CDMA-One（2.5Gとも言われる）	CDMA：符号分割多重拡散変調	800メガヘルツ、1.5ギガヘルツ帯
2000年頃～	3G	W-CDMA CDMA2000		1.7ギガヘルツ2ギガヘルツ帯（FOMAなど）800メガヘルツ帯
	3.5G	HSDPA/HSPA（W—CDMAのデータ通信を高速化）		
	3.9G	LTE（世界共通）	QPSK, 16QAM, 64QAM	800メガヘルツ、1.5ギガヘルツ、1.7ギガヘルツ、2ギガヘルツ帯
2010年頃～	4G	advanced LTE		800メガヘルツ帯に移行・集約を中心に周波数割当の再編

・**使用している周波数と通信方式**：従来は、表1のような第一〜第三世代までの方式と周波数帯を使っていたが、一部導入が始まった第四世代については、世界共通のLTE[注3]方式を採用しての移動体通信全体での周波数割当の再編が予定されている。

・**出力**：従来型携帯（PDC）で八W、CDMA／CDMA二〇〇〇 一x方式だと〇・二W程度。ただ、携帯電話は電波の出力を自動で細かく調整し、電波の通りがよいとパワーを絞り、電池を節減する。反対に、圏外でオンにしていると、新しい中継局（基地局）と通信し電波を探し続けるので、パワーも時間も食い、電池が早く減る。

・**基地局との交信**：次項「②携帯基地局」を参照。

・**遮蔽物の有無**：建物の陰など圏外になりそうな場所でかけると右記の理由から曝露量が大きくなる恐れがある。

といったことも電波の性状を決める要素となっていて、人体曝露の状況もこれらに左右されることになる。

高周波発信源の種類と曝露についての留意点

多種多様な高周波発信源がある中で、人体への曝露と影響の点から考えると、普及が著しくて日常環境のどこででもその発信源とそこからの電波に遭遇するかどうかが特に問題になる。そうした意味で、私たちがまず注目しなければならない発信源は、①携帯電話、②携帯基地局、③コードレス電話、④無線ＬＡＮ、無線インターネット（あわせてＷｉ-Ｆｉと呼ぶことがある）、⑤スマートメーター、⑥電子レンジ、⑦ＴＶおよびラジオの放送電波（電波塔や送信アンテナ）、⑧インバータ内蔵機器からの電磁波ノイズといったところであろう。

それぞれについて、高周波の曝露の特性について留意すべき点をまとめてみよう。

①携帯電話

今や日本人の九割以上が持つ電波発信源。一〇年ほど前から爆発的に普及し、現在はスマートフォンのシェアが拡大の一途をたどっている。人が身につけるようにして常時所持し、通話時は頭部に当てることから、電波強度ならびに曝露量が、他の高周波発信源からの曝露に比べて、飛び抜けて大きくなる恐れがある。健康面では特に、脳腫瘍など深刻な病気を発症する原因となるのかどうかが問題となっている。健康面以外でも、社会的・心理的・文化的にも大きな影響をもたらしていることは言うまでもない。（携帯電話については次節で詳しく扱う）

注3：Long Term Evolution の略。携帯電話の高速なデータ通信仕様の一つで、ＮＴＴドコモやソフトバンクモバイルなどが採用している第三世代携帯電話方式「Ｗ-ＣＤＭＡ」の高速データ通信規格「ＨＳＤＰＡ」をさらに進化させたもの。

②携帯基地局

携帯電話の通信システムは、「携帯電話機」（端末、ハンドセット）と「基地局」とが互いに電波を使って通信し合う。個々の基地局から電波の届く円状の範囲（「セル」と呼ばれる小さなエリア）を適当な間隔で布置して、端末がその時通信しているセルの範囲から出て、他のどの場所へ移動しても、再び次の範囲（セル）にある基地局と通信することができるようにしている。携帯基地局アンテナは三〇〜五〇メートルの高さに位置するものが多く、ひとつの基地局で半径一・五キロメートル〜三キロメートル程度のエリアをカバーしている。基地局の出力は七〇ワット（W）といった大出力のものから（法定最大出力は一二〇ワット）、〇・五ワットレベルの小出力のものまで様々ある。二〇一一年一〇月現在全国には約二七万三〇〇〇基の携帯基地局があり、この五年間で二・二倍に増えている。スマートフォンの普及でデータ通信量が大幅に拡大しており、それに対応するために基地局も急ピッチで増設されている。

携帯基地局の問題は二つに大別される。一つは基地局周辺での携帯電話使用が頻繁になればそれに応じてカバーエリアでの電波は強くなるから、場合によっては周辺住民全体がほぼ常時曝露することになる点。これが健康被害をもたらしているのかどうか、因果関係の立証は得られていないが、健康被害の実害を争点とした訴訟も起きていること（二〇〇九年、宮崎県延岡市住民三〇人が原告となってKDDIを提訴、第五章で詳述）からもわかるように、その疑いを抱き健康の不調を訴える住民は少なくない。もう一つは設置に関する法制度の問題であり、携帯電話事業者と土地を提供する所有者の二者のみの合意で設置ができること。周辺住民の合意がまったく不在のまま、「国の許可があるから何も問題なし」と一方的に押し切られてしまうことに、住民の不満が噴出し、全国でもこれまで二〇〇件以上のトラブルが発生してきた。自治体によっては独自の条例を設けてトラブル回避に動き始めた所もある（福岡県篠栗町や鎌倉市など）。

③コードレス電話

携帯電話では長電話をしない人でも、家庭にあるコードレス電話で長電話する人は多いのではないか。通話するときしか親機から電波が出ないタイプのものは日本にはまず見あたらなくて、通電している限り親機からは電波が出続けている。電磁波の強さは、携帯電話とほぼ同等かそれよりいくらか弱いものが多いと思われる（これまで計測したデータでは通話位置の頭部の近傍で数μW／㎠〜一〇μW／㎠〔マイクロワット・パー・平方センチメートル：電波の強さの単位〕程度の強さを示すものが多かった）。長時間通話や仕事机やベッドサイドテーブルに置くことでの長時間曝露が気になる機器と言える。

④無線ＬＡＮ、無線インターネット（相互融通性を保証された無線ＬＡＮをＷｉ－Ｆｉ（ワイファイ）と呼ぶことがある）

無線ＬＡＮが登場したのはインターネットのブロードバンドが普及し始めていた一九九七年。

今では、ノートパソコンを持ち込んで無線ＬＡＮでインターネットできる場所（公共施設、学校や大学、喫茶店など）が非常に多くなった。自宅でのインターネット利用環境をみても、「有線ＬＡＮを利用」が六二・九％に対して「無線ＬＡＮを利用」が四五・九％となっており、後者は年を追うごとに増加している（独立行政法人情報処理推進機構〔ＩＰＡ〕二〇一一年一二月の調査）。さらに、二・五ギガヘルツ帯を中心に（将来的にはもっと高い周波数帯の利用を見込んでいる）一台の無線ＬＡＮアクセスポイントで半径約五〇キロメートルをカバーするという高速モバイルデータ通信サービス（ＷｉＭＡＸがよく知られている）が普及し始めていて、地下鉄の駅なども含めてそのエリアを広めている。

むろん、それ専用のアンテナ基地局が激増していて、二〇一一年一一月の時点で一万七〇〇〇局を数え、二〇一二年三月には二万局の設置を目指すとしている。まさに、携帯電話とあわせて、無線が充満する環境となってきた。

発信源はきわめて多岐にわたるが、例えばノートパソコンを膝の上に載せて無線ＬＡＮを長時間使い続けるといった場合は、当然のことながら、曝露量は非常に大きくなる。ごく最近の論文で、このケースでの精子への影響を調べた研究は、深刻な結果を伝えている。(注4)

日本ではほとんどみられないが、英国をはじめ海外には、とりわけ子どもたちが通う学校全体でのＷｉ－Ｆｉ導入には市民たちの根強い反対運動がある。(注5)

⑤スマートメーター

エネルギーの効率的な利用を謳った「スマートグリッド」が注目を集めているが、そのシステムに不可欠なのが、各家庭や事業所の電力使用量を記録し三〇分（あるいは一五分）ごとに電力会社へ電波で情報を伝える「スマートメーター」。単なる電気メーターとしてではなく、将来的には電力の需給を調整する役割が見込まれている。米国ではすでに二〇〇八年までに約六七〇万個のスマートメーターが導入され、先陣を切っているが、ＥＵでも二〇二〇年までに全戸の八〇％、韓国でも同年までに二四〇〇万戸の設置を目指すとしている。

そこで使用される電波は、カリフォルニア州ＰＧ＆Ｅ社の例でみると、ガスメーターに四五〇～四七〇メガヘルツ（出力〇・八二ワット）、電気メーターに九〇二～九二八メガヘルツ（出力一ワット）を利用し、電柱などに設置したアクセスポイントを経由した後、既存の無線ネットワーク（携帯電話網など）を通じて情報が同社へ送られる。電波の強さは、この例では、ＰＧ＆Ｅの予測

注４：アルゼンチンの研究者たちが、二九人の健康男性の精子をＷｉ-Ｆｉ経由でインターネット接続しダウンロード中のノートＰＣの下に数滴置き、四時間後の様子を調べたところ、ＰＣから離れた所では泳いでいない精子は一四％にすぎなかったのにＰＣ下では四分の一が動いていなかった。九％の精子がＤＮＡ損傷を受けており対照群の三倍であった。学術誌『生殖と不妊』（Fertility and Sterility）2012 Jan; 97(1): 39-45"Use of laptop computers connected to internet through Wi-Fi decreases human sperm motility and increases sperm DNA fragmentation"

注５：各国の反対運動については電磁波問題の市民団体のWi-Fi Exposure dot Comに詳しく取り上げられている。

ではメーターから約三〇センチメートルの距離で八・八μW／㎠となっていたが、カリフォルニア州科学技術評議会（CCST）の報告では一八〇μW／㎠で同社の約二〇倍。これはもし数メートル内に接近して過ごすことが多いとすれば、身近に設置している無線LAN機器からの曝露となんら変わらないような曝露となる可能性が高い。

米国ではカリフォルニア州をはじめとして健康被害を訴える人や懸念する人々が住民運動をいくつも立ち上げている。また欧州でもそれに呼応する動きがある。(注6)

「VOC—電磁波対策研究会」の加藤やすこさんによれば、日本では関西電力と九州電力の管内ですでに導入されていて、その他の電力会社も二〇一一年度から二〇一二年度にかけて続々と実証実験を開始している、という。

⑥電子レンジ

一家に一台があたりまえになった料理機器だが、二・四五ギガヘルツのマイクロ波（周波数三〇〇メガヘルツ〜三〇〇ギガヘルツの高周波：放送や携帯通信など最もよく使われる電波に相当する）を五〇〇〜一〇〇〇ワットという高出力で照射して食材を加熱する。当然、いくらか外部に漏れるものがある。その強さは筐体（きょうたい）のすぐ近くで一〇〜一〇〇μW／㎠程度になるものが多い。またそれに加えて、待機中（スイッチはOFFだが電源が入っている状態）でも、使用時も、かなり強い低周波磁場が発生する。その強さは一〇センチメートルまで近づくと三〇〇ミリガウスを超えるものもある（これは一般的な家電製品の中ではＩＨクッキングヒーターに次いで強い磁場発生源だと言える）。高周波、低周波の両者の曝露を減らすには、使用時だけ電源が入るようにするなり、使用時には数十センチメートルは身体を離すなりしたほうがよいと思われる。

⑦ＴＶおよびラジオの放送電波

地上波を用いた東京タワーやスカイツリーなどの巨大な電波塔の周辺地域や、衛星などへの送信を行なう巨大パラボラアンテナ（群）などの発信電波が近隣の高層の建物をかすめる恐れのある場合などが特に問題になる。筆者らの以前の調査では、アナログ電波を送信していた時期の東京タワーでは、周囲半径四〇〇メートルほどの内側の地域においては常時一〇μW／㎠を超える地点が多数存在することがわかっている。(注7) イタリアの規制では、「住宅とその外部の付属家屋付近、学校および遊び場の中、四時間以上人が滞在する場所の中に対して一〇μW／㎠を超えてはならない」となっていて、この地域が仮にイタリアにあればその規制を免れないことになる（巨大電波塔などの問題は第七章で扱っている）。

注6：米国にはStop Smart Metersをはじめとするいくつもの住民団体が、そして欧州でも各国の市民連合であるEUROPEAN ELECTROSMOG PROTESTらが活発なＷｉ-Ｆｉやスマートメーター導入反対運動を展開している。

注7：小牧史枝、上田昌文「東京タワー周辺地域における送信電波の電力束密度測定」EMC 14(12), 40-59, 二〇〇二年四月。

⑧インバータ内蔵機器などからの電磁波ノイズ

身近な機器で比較的強い高周波ノイズを発するものとしては蛍光灯（周波数は一万ヘルツ前後が中心）がある。またＩＨクッキングヒーターからは商用周波数の磁場に加えて、十〜二十数キロヘルツの中のいずれかを最初のピークとしてその周波数の整数倍の周波数で複数発生する高調波（最初のピークのものが磁場として一番強い）が出ている。発生する磁場自体が強く広い帯域に渡っているうえに、毎日調理で接近して使用せざるを得ないことからも、曝露が非常に大きくなる恐れがある（家庭用ではなく業務用のＩＨも普及しているが、これは出力が一〇倍程度強く、曝露もそれだけ大きくなるのでさらに憂慮される）。特に中間周波数の磁場のヒトへの影響がほとんど調べられていないだけに、早急な曝露調査が必要だと思われる。

ノート型ＰＣも電磁波ノイズ発生源としては見落とせない。スペックの高いＰＣでＣＰＵ（中央処理装置＝ＰＣの頭脳にあたる）の稼働率が上がる動作をしている時に、低周波磁場もそしておそらく高周波ノイズも多く発生しているのではないかと筆者らは推測している。(注8) これに無線ＬＡＮが加わるとなると、ノート型ＰＣは恒常的に幅広い周波数域での低レベルの曝露をもたらしていると考えざるを得ない。

これら以外で、電磁波ノイズ発生源になっているかもしれないと考えられるものには、比較的新しく開発された機器が多く、発生する電磁波の測定さえも不十分なままだ。ＬＥＤ電球・電灯、ハイブリッド車や電気自動車、エコキュート（主としてオール電化住宅で用いられるヒートポンプシステム）やエネファーム（東京ガスの家庭用燃料電池コージェネレーションシステム）、太陽光発電パネル……これらについては日本での使用実態に即した計測ならびに曝露状況の調査が望まれる。

第二節　リスクのあるなしはなぜなかなか決められないか
——携帯電話電磁波を手がかりに

携帯電話という発信源の特異性

携帯電話は二〇世紀の終わりに出現し、瞬く間に世界中に普及した先端技術だ。一〇年ほどで世界の半数以上の人が所有するようになった技術は他に例がない（二〇〇九年末で契約者数は四六億を突破）。日本でも一九九六年あたりから毎年ほぼ一〇〇〇万人ずつ使用者が増えて、現在では九六％の人が携帯電話を所有している（二〇一一年一月の時点での契約者数は、携帯電話一億一八二三万四八〇〇件、ＰＨＳは三六七万七〇〇〇件で合計一億二一九一万一八〇〇件　社団法人電気通信事業者協会の資料より）。

注８：「ノート型ＰＣの電磁波計測　報告（その一）」市民科学研究室ホームページにて公開中。

利用者（すなわち曝露群となる人）がきわめて多いこと、そして機器の性質上、耳にあててしばしば長時間使用することにもなるので、頭部への影響が出やすいだろうことが、携帯電話電磁波の曝露の特徴だ。さらに、送受信の瞬間のみならず、位置確認のため携帯端末からは、電源を切らない限り常時といっていいほど頻繁に電波が出ていることもあって、環境中を飛び交う電磁波をやたらと増やしてしまっている点も見逃せない。

携帯電話はかなり強いマイクロ波を使っている

携帯電話はマイクロ波と呼ばれる高周波を使っている。それを使うのにはわけがある（現在、〇・八G、一・五G、二・一Gなどの周波数帯が主で、波長が一〇センチメートル～数十センチメートル）。アンテナが小型ですむこと（ラジオやTVのアンテナに比べてずっと小さいので端末本体に内蔵できる）。周波数が大きくなるほどたくさんの情報が送れること。自然界に存在する電磁波にはマイクロ波と同じような周波数のものが少なく、そのために余計な干渉が生じにくいこと。周波数が大きくなるほど光のように直進する性質が強くなり、特定の方向への送受信に適していること（「指向性が強い」と言う）。ただしその反面、TVやラジオの電波ほどには障害物の後ろに回り込むことができないので、障害物の多い都市部などでは、それそこ数百メートルおきにたくさんの携帯基地局が必要になる。

こうした特徴があるマイクロ波だが、電子レンジにみるとおり、物を加熱する性質を持つ。電波が強いほど加熱する力が大きくなるので、それを身体に浴びるようなことがあっても悪影響が出ないように、強さの規制が必要になる。

では実際に、携帯電話の電波はどれくらい強いのだろうか。じつは、電波発信部分のごく近くでは、その強さを正確に計測することは非常に難しいのだが、ただ、大まかな目安として、「電子レンジをオンにしたときその筐体の周りに漏れ出てくるもの」と「通話状態の端末から出ている電波が最大の強さになるときのもの」とを、いずれも計測器を接近させて測った時の値を比べることはできる。機種により、また送受信時の環境により、大きなばらつきがあるが、私たちの計測では、電子レンジが一〇〇μW／㎠前後の強さになることが多かったのに対して、携帯電話はそれを超える強さになることがしばしばあった。電子レンジをオンにしている時、わざわざ身体を近づける人はいないが、携帯電話は頭部に密着させて使う。はたして安全のための規制はどうなっているのだろうか。

マイクロ波の規制と危険性の指摘

歴史的にみれば、マイクロ波による健康影響は、レーダーを扱う軍関係者の間に白内障が多発していることが第二次大戦直後に報告されてから、詳しく調べられるようになった。以来多くの研究が積み重ねられ、現在、国際的な機関である非電離放射線防護委員会（ＩＣＮＩＲＰ）が定めているガイドラインを目安としながら、各国がそれぞれ、加熱による悪影響が出ないようにマイクロ波の強さを規制している（日本もＩＣＮＩＲＰのガイドラインをほぼそのまま採用しての「電波防護指針」を定めている）[注9]。この点は、電子レンジであろうと、電波発信器であろうと、間違った使い方をしない限り、安全は保証されていると言える。ただ、携帯電話は直接頭部にあてる機器であるために、曝露する生体組織の特性を考慮したＳＡＲ（エネルギー吸収率：人体が電磁波にさらされることによって、任意の一〇グラムの組織に六分間に吸収されるエネルギー量の平均値）による規制も、やはり各国それぞれに設けられている（日本の規制値は「局所ＳＡＲで二・〇Ｗ／kg」）。私たちが使用する携帯電話は機種ごとにＳＡＲ値が違っているのだが[注10]、どれも二・〇Ｗ／kg以下になっている。この値をオーバーするような機種は作ってはならないことになっている。

では、これで安心なのかと言うと、決してそうではない。次の三点が考慮されなければ、十分とは言えない。(1)現在の規制値が考慮していない（規制値以下の強さでも引き起こされる）健康影響がありはしないか、(2)発信源の強さだけでなく、曝露する側の曝露量（累積量や頻度なども含めて）が関係しはしないのか、(3)一般の健康な成人に比べて影響がより出やすい（脆弱性の大きい）人がいるのではないか、という三点だ。じつは、携帯電話から発せられるマイクロ波は、これらのどの点についても、安全が確保されているとは言えない、ということを示す研究や専門家の指摘がかなり前から（携帯電話が市場化されて間もない頃から）あった。

携帯電話を使い始めて一〇年から一五年にもなるような人が、例えば一日の平均の通話時間が三〇分とか一時間とかに及ぶヘビーユーザーである場合、それらの人々の間で脳腫瘍の発症リスクが高まることを示すデータが、ここ十年間にいくつも出てきた。そうした流れをうけて行なわれた大規模疫学調査が「インターフォン研究」である（第三章参照）。しかしこの研究は、例えばヘビーユーザーとそうでないものとの曝露の差を必ずしも十分に区分けできるような調査方法になっていなかったことなども関係して、すっきりした結論は出せなかった。インターフォン研究の結果が公表された後も、デンマークのがん疫学研究所が行なった三五万人規模の国内のコホート調査（一九九〇年～二〇〇七年：国民背番号を利用）によって「脳腫瘍リスクの増加はみられない」との結論が出されている。(注11) タバコと肺がんの因果関係の立証でさえ四〇年近くもかかったことを思えば、リスクのあるなしを今すぐに判定することはとても難しい。しかしだからと言って放置できる問題ではないことは確かで、国際的にも著名な科学者たちが幾人も、携帯電話電磁波曝露に対して警告の声を上げているのも事実なのだ。

注9：各国の規制値については「資料1」（六六～六七ページ）を参照のこと。
注10：それらの値は携帯電話事業者のホームページで公開されている（例えばＮＴＴドコモなら「携帯電話の比吸収率（ＳＡＲ）について」というコーナーを参照）。
注11：「携帯電話使用と脳腫瘍のリスク：デンマークのコホート研究の更新」（Use of mobile phones and risk of brain tumours : update of Danish cohort study）P. Frei et al (Institute of Cancer Epidemiology, Danish Cancer Society), Brit Med J 2011［電子版］

第二章　電磁波リスク論の枠組みを検討し、構築する

上田昌文

携帯電話の例でわかるように、電磁波リスクをどう適切にとらえ、それに対してどう適切な対策をなしていくかは、一筋縄ではいかない。この章では根本に立ち返りつつ、筆者なりの道筋と見取図を提示したい。

第一節　最大の争点であり政策の分かれ目としての「非熱作用」

低エネルギーの電磁波は人体に影響するか

電磁波（非電離放射線）は目にも見えず、匂いもしない。その点では（電離）放射線と同じだが、放射線や放射性物質は自然界にもともと存在するとはいえ、例えば原発などの核施設からの放射性物質の漏洩は厳しく管理されることになっている。それとは対照的に、電磁波の曝露をもたらす電気や電波は、身の回りの至る所で利用されている。その違いの一番の理由は、放射性物質の中には、ごく微量であっても桁違いに大きくまた長期にわたってエネルギーを出し続けるものがあるからだ。電磁波は、低周波にしろ、高周波にしろ、普通の生活では、例えば一般人に対する放射線曝露の制限値とされている「年間一ミリシーベルト」に比べて、何桁もエネルギーレベルの小さい状態でしか曝露しないので（体内への摂取によって生じる「内部被曝」も起こらない）、よほど強烈な放射源・発信源の近傍（例えば何十万ボルトの変電設備の敷地内とか、巨大な電波塔やレーダーのごく近く）でない限り、およそ健康に影響が出るなどということは想定しにくい、と考えられてきた。これを暗黙の前提として、〝電気・電波社会〟が築かれてきた。

では果たして、加熱の効果や感電・ビリビリ感をまったく生じないような低いエネルギーレベルの電磁波を浴びた場合はどうだろうか。人体への影響は何も生じない、と言えるのだろうか。各国政府、電気・電波関連事業者の業界団体、ＷＨＯやＩＣＮＩＲＰ（国際非電離放射線防護委員会）などでは公式には、そうした影響（おおまかに「非熱作用」と括るのがならわしになっている）は認めていないが、すでに一九六〇年代から学問的には「非熱作用」の存在を示唆する研究結果がいくつも出ている。

アラン・フレイの業績から

フレイ効果と呼ばれる、興味深い現象がある。一九六〇年に米国の科学者アラン・フレイ（Allan Frey）が発見したものだが、ある特定周波数帯のパルス状のマイクロ波をある強度で人が曝露した時、耳鳴りのように、「ブーンブーン」といったような音が頭の中で鳴っていると感じる、という現象だ。フレイは、レーダーを扱っていた同僚から「レーダーの音が聞こえた」という話を聞かされ、この現象を突きとめたわけだが、この発見は大きな衝撃を与え、多くの学者が電磁波と人体の生理現象との関係を調べ始めることになった。今考えると、「生体電磁気学」の端緒となった発見だと言うことができる。フレイはその後、多くの種類の実験動物を使って、電磁波の照射によって眼、心臓、脳といった器官の働きがどう影響されるかを調べた。その中にはカエルに不整脈を起こさせたり、心臓を停止させたりすることさえもできる場合があることがわかってきた。

その中で最も先駆的なのは、一九七五年に発表された脳血液関門に関する実験だろう。脳血液関門とは、脳の血管の内皮細胞から作られている、ある構造体のことで、血液中に含まれる有害あるいは不要な物質を締め出し、必要な栄養だけを脳が取り込めるようにしている生体防御機構である。一九二〇年代にロシアの科学者によって、体外から染色物質を注入してもそこだけが染まらないことから、その存在が確認されたのだが、フレイはこの方法を応用して、予め染色物質をラットの血液に注入し、その後に現在携帯電話に使われているような周波数帯のマイクロ波をパルス状に変調してラットに照射した。すると数分後、マイクロ波を浴びさせたラットの脳だけがその色に染まっていくことが確認できた。

このことは〝脳の汚染〟の危険を示唆する重大な事実であるだけに、その後米国では脳血液関門の機能損傷に関する研究が当然集中的になされたのだろうと思えるかもしれないが、実際はさにあらず、業界や軍からの資金を得てなされたいくつかの研究が（フレイの研究とはいくらか違ったやり方で）「マイクロ波照射は血液脳関門に影響を与えない」という結論を引き出すや、このテーマの研究に対しては政府からの資金も得られなくなっていった。

実質的にこの研究を拡張する結果を出したのはスウェーデンのサルフォード（Leif Salford）らであり、それはフレイの研究から二〇年近くが経った一九九二年のことだった。サルフォードらは、人間のティーンエージャーに相当する生後一二週～二六週のラットに携帯電話の電磁波を二時間照射した。すると、ブロックされるはずの大きな蛋白質の分子である血中のアルブミンが脳組織に漏れ出てくることを見出した。もしこれがヒトでも成り立つとすると、きわめて深刻な事態で、脳神経の損傷や機能不全に起因する様々な病気が起きる恐れがある（不眠や記憶障害や鬱病などの精神的な失調なども関係するかもしれない）。しかし、この実験に対しても、似たような条件で行なった別の実験によって「アルブミンの漏出はみられない」と再現性を否定する報告が何件も出され、いまだに論争の渦中にある。

フレイ効果のメカニズムにも疑義？

フレイ効果が発見されたのは半世紀も前だが、そのメカニズムに対して、疑義を呈する人たちがいることも記しておかねばならない。フレイ自身が考える聴覚神経への電気的な作用ではなく、「マイクロ波のパルスが頭部の軟組織に吸収され、熱弾性波を発生させ、これが骨伝導により内耳に搬送される」ために生じるのだ、という見解だ。ＩＣＮＩＲＰの委員長を務めるリン（James. Lin、国際的に権威のある雑誌『生体電磁気学』の編集長でもある）がここ数年そのことをさかんに主張しているが、じつは、フレイは一九七九年の論文で「軟組織での運動は生じていない」ことを示しているのに、リンの論文にはそのことへの言及はない。

ちなみに、ＷＨＯは『ファクトシート二二六　レーダーと人の健康』で、「熱作用を生じない低いエネルギーレベルでのレーダー照射では健康影響は確認できない」と結論づけていて、フレイ効果に対しては「（音が聞こえるような照射に対しては）長時間または反復される曝露は、ストレスを生じさせるかもしれず、可能な場合には避けることが望ましい」と述べるにとどまっている。

ＩＣＮＩＲＰにしろＷＨＯにしろ、電磁波の健康影響への対策作りにおいて最も影響力がある機関だが、そこには「非熱作用」を極力認めたくない何らかの意向があって、世界全体での研究のあり方にも微妙な方向づけを行なっているのではないか――そう邪推したくなることがよくある。私の単なる邪推にすぎなければ幸いなのだが。

ひとつの焦点としての男性不妊症

フレイ効果のように、電磁波の影響をリアルタイムで〝実感〟できるのは例外で、それ以外の生理的な変化は、体調不良や病気という「結果」によってしか確認できないものが大半だ（身体へのダメージは不明だが、携帯電話通話時に脳の血流量が変化する、という研究も例外のひとつだろう）。しかしその体調不良や病気は、電磁波以外の因子でも引き起こされるものがほとんどで、それ故因果関係の確定には大変な労力を要する。別の言い方をすれば、細胞や動物を使った実験研究と、ヒトでの疾患の観察との間に大きな溝があって、それを埋めていくのが非常に難しい。そのような状況にあって、比較的その溝が埋まりやすいと私が考えている領域がある。そのひとつが、ヒトの精子への影響を調べる研究だ。

今この日本では、夫婦が一〇組いれば一組は不妊に悩んでいると言われる。「不妊症」自体の実数はつかめないが、不妊の相談件数ならびに不妊治療を受ける人の数は、毎年じわじわと増えている（世界的にみると、男性の二〇人に一人が生殖能力に問題を抱えている、と言われる）。不妊の原因が女性にあるケースが四五％、男性に原因があるケースが四〇％、原因不明のケースが一五％と報告されていて、近年特に、原因が男性にある不妊が増加傾向にあると言われている。WHOの報告によると、二〇年前と比べて、平均的にみると精子の運動率は八〇％から五〇％にまで低下している。「元気な精子を造れない男性」がなぜ増えているのだろうか？

精子への影響はほぼ確実

男性不妊症は主としてその人の精子の〝元気のなさ〟、すなわち、精子の数が少ない、運動性が劣っている、形や機能に異常があって受精能力を持てない、といったことが原因である。これらはおそらく、タバコ、飲酒、環境ホルモンなどの有害化学物質……などじつに多くの因子が関係していると考えられるが、近年の不妊症の増加傾向を考えると、ここ一〇年ほどで著しい普及を示した携帯電話の電磁波が主因の一つではないかと疑いをかけることができる。

オンにしたままズボンのポケットにいれたり、電車内で座ってメールを打ったりしている時には、かなり近接した位置から長時間の曝露を受けているだろうと想像できるので（睾丸や眼球はとりわけエネルギーを吸収しやすい部位であることも忘れるべきではない）、もし携帯電話を使っている人とそうでない人で、精子の状態にはっきりした差異が見られるとすれば、電磁波が原因であることはかなり確かであるとみなせる。

もしそうなら、困ったことに、アルコール依存症や薬物中毒の患者で精子に異変が生じている場合、仮に子どもができたとしても虚弱な子になる割合が高いという事実があるので、携帯電話でも同じことが起こる恐れがあるかもしれない、と想定しなければならない。

驚いたことに、二〇〇〇年以降、マウスならびにヒトの精子に携帯電話電磁波が深刻な悪影響を及ぼすことを示した研究報告が一〇件近くも相次いで出ている。

中でも最も目を引くのが、男性生殖器系の病理に関する世界的権威、アガーワル（Ashok Agarwal、米国クリーブランド・クリニック）らの報告だろう。二〇〇六年の論文では、インドのムンバイの不妊治療病院の医師たちの協力で、三六一人の男性の精子を調べている。この三六一人を携帯電話使用時間によって四グループに振り分けて調べた結果は表のとおり。「精液一cc中の精子数」「運動している精子の割合」「正常な形の割合」のいずれについても使用時間が長い人ほど悪い結果になっている。

	携帯電話使用時間／日	精子数（万／cc）	運動割合	正常割合
A	全く使わない（四〇人）	八五八九	〇・六八	〇・四
B	二時間以内（一〇七人）	六九〇三	〇・六五	〇・三一
C	二～四時間（一〇〇人）	五八八七	〇・五五	〇・二一
D	四時間以上（一一四人）	五〇三〇	〇・四五	〇・一八

また、二〇〇八年の論文では、男性三二人から提供を受けた精液をそれぞれ、同一人物のものを二グループに分け、ひとつを携帯電話の近くに置き（ズボンのポケットに端末を入れたときの距離に相当する二・五センチに設定）、通話モードで一時間、電波をあてている。ここでも先の結果と同様の運動性や活動力の低下を確認しているが、様々な疾病の誘引となるフリーラジカルが、電波をあてた精液では八五％も増加している、と記している。

電気的な変化と生体の変化

電磁波の健康リスクは、

(a)　環境中の電磁界発生源から人体への曝露がどう生じているか［曝露評価］
(b)　曝露された人体の中で何が生じているか［生物／生体／健康影響評価］
を調べることで、それぞれ「曝露量」と「危害度合い（ハザード）」が決まり、その両者の掛け合わせで、リスクの大きさが確定される、と言える。

前者(a)については原則、周波数と電界・磁界強度を計測器によって精密に測りさえすれば明らかにできるはずなのだが、(1)発生源が数も種類も多く、使用頻度や接近状況も様々なので、対象から漏れたり不十分な計測しかできていないものもあるし、おおまかな平均的な評価しかできないことが多い、(2)一番肝心であるはずの、それぞれの人がトータルでどのように曝露しているか（周波数ごとの累積の曝露量）を把握することが難しい、といった難点をかかえている。

一方後者(b)については、
(i)　曝露によって生体の中でどのような電磁気学的な変化が生じているか［生体電磁工学］
(ii)　その電磁気学的な変化によって生体の通常の働きがどう撹乱され、それが疾病につながるのか［医学・生物学］
という二つの枠組みでのアプローチがあり、本来両者があいまって、健康影響の全容が解明されることになるはずだ。ただ、前者(i)においては、人体の内部に超微細な計測器を埋め込んでリアルタイムに計測するといったことは現時点ではまったく不可能なので、いきおい、「測れるところだけ測る」「理論的な人体モデルや場合によってはファントム（人と同じ形をして体液と同じ濃度の液体で満たした人体模型）を使う」「いくつかの仮定を設けて数値計算（コンピュータシミュレーション）する」といった探索を重ねていくことになる。

物理量で定義される電気的変化

じつは(i)のアプローチにおいて最も留意しておかねばならないことは、電磁波についての基本的な計量や分析の概念がすべて、電磁気学の物理量として定義されているものが用いられている、という点だろう。例えば、健康への有害な影響を防止するための最大の拠り所とされ、世界各国が参照しているのは、ＩＣＮＩＲＰ（国際非電離放射線防護委員会）の「ガイドライン」だが（正式には、「時間変化する電界、磁界及び電磁界による曝露を制限するためのガイドライン〔三〇〇ギガヘルツまで〕」で一九九八年に発行され、二〇一〇年に低周波に関する部分が改定された）、そこには冒頭に近い部分（一九九八年版邦訳三ページ「目的と範囲」）、次のように書かれている。

「[前略]……これらの制限を記述する物理量は、電流密度（Ｊ）、比エネルギー吸収率（ＳＡＲ）および電力密度（Ｓ）であり、周波数によって異なる。曝露を受けた人について容易に測定できるのは、空気中、すなわち体外、の電力密度だけである。」

「[前略]……基本制限から導き出された物理量は、電界強度（Ｅ）、磁界強度（Ｈ）、磁束密度

（B）、電力密度（S）、そして四肢を流れる電流（IL）である。知覚やその他の間接的影響に関する物理量は、接触電流（IC）と、パルス電磁界の場合の比エネルギー吸収量（SA）である。」

すなわち、これらの物理量を直接あるいは間接（モデル計算なども使って）の計測・計算で、人体内に生じる変化として数値化できたものをもって、(i)の結果としているわけである。

生体変化と関連付ける場合の原理的問題

ここでの問題は原理的に二つある。

一つは、測定またはモデル計算が困難な事象については、予め考慮する対象から除外されているのではないか、という点だ。

もう一つは、(ii)の生物・生体影響のメカニズムをとらえるときの指標となりそうな種々の生物学的な定量的な概念、例えば細胞内外でのフリーラジカル（活性酸素など）やサイトカイン（細胞間相互作用を媒介するタンパク質性因子）やホルモンの量の変化、膜の内外の電位差に依存する細胞膜上の種々のイオンの流出入の変化（神経細胞の電気信号の働きにも関連します）、遺伝子の損傷の程度と頻度……といったものと、(i)の物理量の変化とを対応付けることが、いろいろな点でうまくいかない、という制約がそもそもあることだ。

例えば、「携帯電話を頻繁に使う人やあるいは基地局周辺に住む人に睡眠障害や記憶障害が生じる可能性がある」というテーマについて、(i)と(ii)のアプローチを検討してみよう。

(ii)のアプローチでは、

(1)　記憶や睡眠を司る脳内の器官とそれに関連したホルモン、神経伝達メカニズムとその関連物質などの相互関係をある程度明らかにすること（記憶や睡眠のメカニズムに即して阻害の要因に狙いをつけること）

(2)　生物学的な因子（種々の分子、電気信号、組織学的な形態など）を観察し計量することを目的として実験が組まれることになる。あるいは、まったく対照的なアプローチだが、特定の症状を発症した人の分布を手がかりに、

(3)　疫学調査もしくは統計調査を実施し、（メカニズムは不明であっても）因果関係を推理すること

も、場合によっては有力な探索となり得る。

(i)はどうだろうか。

(4)—①　携帯電話使用時の頭部へのほぼ密着させた曝露によって、携帯周波数のマイクロ波（変調されている）が脳表面ならびに脳内にどのような電磁気的物理量の変化をもたらすかを計測あるいはモデル計算すること

(4)—②　基地局から発せられる携帯周波数のマイクロ波（変調されている）の曝露によって、周

辺住民の全身において（特に脳に着目して）、どのような電磁気的物理量の変化をもたらすかを計測あるいはモデル計算すること

になろうかと思われるが、ではその問題の物理量のうち、この場合に数値化できるのは、おそらく、モデル計算をした比エネルギー吸収率（ＳＡＲ）のみであり（この値が大きいと細胞や組織への加熱が大きくなる）、そうであるがために、

・⑴や⑵の関連因子はある程度以下の加熱度合いであるなら、影響を受けるとは考えられない
——という前提から実験結果をとらえることになる

・加熱がほとんどみられない程度の曝露において⑵のいずれかの因子に変化が生じたとしても（いわゆる非熱作用）、その変化が相当顕著にみられない限り、その非熱作用が電磁波曝露によって生じたものと断定することが難しい（電磁波以外でもそうした変化を引き起こすかもしれないものがあり、それを排除しきれない）

・⑴や⑵の関連因子の阻害が、仮に「曝露が長期間にわたる場合に、徐々に進行する（ある閾値を超えてはじめて発症する）」とか、「曝露後にしばらく時間が経ってからはじめて⑵の因子に変化が見られるようになる」とか、「⑴や⑵で想定していない他の因子と複合して生じる（例えば個人の〝体質〟や生活習慣に由来する何らかの因子が関わる場合）」とかの、隠れたメカニズムがあるとすれば、通常の実験では、非熱作用の影響を拾えないことになる

といったことのために、疫学調査で因果関係があぶり出されでもしない限り、「携帯端末や携

帯基地局の電磁波の曝露によって睡眠や記憶の障害がもたらされることはない（この結論を覆すデータはない）」ということに話が落ち着くことになるだろう。

非熱作用を示す証拠は増えてきている？

非熱作用が「ない」とは断定できないけれども、「あるかもしれない」ことに基づいて、曝露制限値（いわゆる防護基準値）を定めるわけにはいかない、という立場をＩＣＮＩＲＰはとっている。例えば高周波についてガイドラインの中で、切って捨てるようなきわどい言い方をしているところの一つに、次の箇所がある。

全体として、振幅変調電磁界の非熱的影響に関する文献はあまりに錯綜しており、また報告された影響の妥当性の確立も不十分であり、この影響と人の健康影響との関連も不明確であるので、このような情報を人の曝露限度設定の基礎として用いることは不可能である。（邦訳二〇ページ）

じつはこのような割り切り方はガイドラインの相当多くの箇所でみられるのだが、一方で二〇〇九年の改訂版においては、例えば睡眠障害に関連するだろう高周波の曝露について、「睡眠時における脳波のα波、β波帯域の活動の増加を示す数多くの結果を受け、その中のいくつかは睡眠への影響を示す証拠となっている」、どのような意味を持つかは不明としながら「いくつかの研究が血流の変化への影響を示す証拠となっている」と判定してもいる。(注11)

ＩＣＮＩＲＰ（国際非電離放射線防護委員会）の〝切り捨て主義〟をもってしても、健康影響とまでは認められないけれど、生体影響を示すものと認めざるを得ないデータが、いくつかの疾病や健康障害に関連して、積み上がってきている、と私は感じているが、そのあたりが、近々発刊されるであろう、ＷＨＯの『環境健康クライテリア　高周波』においてどう評価されるかが、今後の最大の焦点になると思われる。

第二節　未解明の論点も視野に入れた、新たなリスク対策を

急性影響か慢性影響か

電磁波が人体に影響を与えることの根本的な理由は、「生体が備えている電気化学的なメカニズムが攪乱されるから」というものであろう。私たちの身体は、〝電気リズム振動体〟と呼べそうな造りになっていて、神経活動も心臓や筋肉の収縮も、すべて細胞膜の内外のナトリウムイオン

やカリウムイオンなどの濃度平衡に関連したミリボルト単位の電位差の変化、という基本のメカニズムに帰着する（これらの電気化学的制御ネットワークが、例えば大脳で「記憶」や「意識」を生み出すことにどう関連しているのかは、じつに不思議で、現在の科学ではまだほとんど未解明の問題だ）。

人体が極めて微弱なレベルで維持されている〝電気リズム振動体〟であることは、人体が微弱な電磁波にももろに影響を受けやすい、ということを意味するのだろうか。決してそうではない、ということは、強烈な電場や磁場を発する医療器機（高周波の加熱作用を利用したジアテルミー治療や、非常に強力な直流磁場を用いる診断装置ＭＲＩ〔核磁気共鳴画像法〕など）の作用を身体が受けたからといって、ただちに体調が悪くなりどこかに障害が出る、ということにはならないことからも推測できる（ただし、これには個人差がありそうなので、一概には言い切れないが）。総じて言うと、「ある限度を超えない範囲での一時的な曝露であるなら、生体への攪乱作用はほとんど起こらないか、起こったとしてもすぐさま修復される」という、何か基本的な〝抵抗性〟を人体は備えているようだと想定できる。

すると話は勢い、低周波に対しては「感電や刺激作用が生じないレベル以下であれば問題ないだろう」、高周波に対しては「加熱作用をある範囲内（体温で言うと一度未満の上昇）に抑えれば問

注11：高周波の脳神経への影響については近年研究が増加している。筆者らレビューを参照のこと（「携帯電話による電磁界が脳神経活動に与える影響」『科学』vol.80,no.4,二〇一〇年四月号所収。市民科学研究室ホームページで公開中）。

題ないだろう」というふうに流れていく。現に、日本の「電波防護指針」（総務省）やＩＣＮＩＲＰのガイドラインは、まさにこの流れに沿った規制になっていて、その規制値は、一部の特別な職業人でない限り、日常生活ではその値を超える電磁波に遭遇することはまずあり得ないほどの大きな値になっている（商用周波数については、電界で四・二～五kV／m以下、磁界で八三三ミリガウス～一〇〇〇ミリガウス以下、放送や携帯電話の電波の周波数帯ではおよそ六〇〇～一〇〇〇μW／㎠以下：六六ページの資料1参照）。

しかし、これらはあくまで一時的な曝露によって生じるだろう急性影響を問題にしているのであって、長期的なあるいは恒常的な曝露による慢性的な影響のことは十分に視野に入っていないことに注意してほしい。残念ながら今の科学では、人体が〝電気リズム振動体〟であることがわかったからといって、そのことから、電磁波によって微弱ながらも頻繁に・長期に・常時、攪乱され続けた場合の影響を予測できるわけではない。先に述べた〝抵抗性〟が人体にはあるように見えつつも、どうもいろいろな研究結果は慢性的な影響の存在を示しているようでもある――これが電磁波の健康影響をめぐって解釈が対立する根源にある問題だと考えることができる。

持続的曝露の慢性影響を探ることの難しさ

先に述べたように、環境因子のリスクを決めるのは、基本的にはその因子の毒性の強さと曝露量である。

毒性の強さは動物実験によっておおよその値を推定し（実験にかけた動物個体の約半数が死亡する「半数致死量」を決め）、それに安全係数をかけて（実験で得たこの半数致死量はヒトにそのままあてはめられないので、ヒト向けには、その五〇倍とか一〇〇倍摂取してやっと「半数致死」に至ると言えるくらいに、基準を厳しくして余裕を持たせる）、ヒトの許容量（「ここまでは曝露なり摂取なりしても大丈夫」という値）にすることが通例だ。ただ、ちょっと考えればわかるように、例えばある薬剤を一〇ミリガウス同じ条件で同じ種類の動物に投与する場合でも、一・〇ミリガウスを一〇日で与える場合と、〇・一ミリガウスずつを一〇〇日で与える場合とで同じ影響が出るとは限らない。体内でどう蓄積・排泄されるか、といった事柄が関係するからだ。つまり、ある因子の毒性の強さを決めるのに、曝露量は同じなのに、曝露のさせ方が違っているために、結果が違ってくることがあるわけだ。もっと端的に言うなら、致死量もしくは死亡に近い重篤な急性影響が出るだろう量を決めることはまあ大過なくできるとしても、微弱だけれども長時間をかけた（繰り返し刺激を受けたり、取り込んだモノが徐々に蓄積したりするタイプの）曝露による慢性的な影響が出るだろう量を決めることは大変難しいだろう、と想像できる。受けるダメージが一回一回は小さくても、受けた側の修復能力が追いつかないほどに頻繁に受けてしまうと、次第に悪化していき、遂には病を発症する――そんなメカニズムを想定することができる。

これはたとえて言うと、「塩を一度に数キログラムも食べれば死亡する」場合（急性影響）のその「数キロ」は実験で比較的容易に決められるけれど、「毎日塩辛いモノを食べ続けて高血圧になる」場合（慢性影響）の「では、毎日何グラム以下なら大丈夫なのか」は実験で決めることはおろか、疫学で決めることもかなり難しい、という事情に似ている。高血圧に過剰な塩分摂取が関係していることは確実であっても、その摂取限度量を決めることは（この場合は塩分が人体必須の栄養素だという点を除外して考えても）どうにもやっかいな問題となる。

ヒトの修復能力は定量的にとらえられるか

ただ、ここでもっと議論を詰めておかねばならないのは、「修復能力が追いつかないほど頻繁に」という点だ。どれほど頻繁に持続的に曝露したとしても、それが〝修復能力〟の範囲内に収まっていれば健康影響は生じないことになるはずだが、ではこの〝修復能力〟とはいった何なのだろうか？

(1) 修復能力はいわば複合的な生体反応で、単一の指標でとらえられるものではないかもしれないこと。

(2) 当然、動物とヒトでは修復能力の働き方や度合いが違っているかもしれないこと。

(3) ヒトにおいても個人差があったり、同じ個人においてもその能力が状況によって高かったり低かったりすることがあるだろうこと。

まずＤＮＡレベルのことで言うと、生物では細胞が分裂する際に遺伝情報の伝達のためにＤＮＡが複製されるが、その過程でまれにエラー（コピーのし間違い）が起きるし、また、紫外線やＸ線やタバコの煙からの炭化水素などでもＤＮＡの切断あるいは変異が引き起こされる。しかし、一定限度内であればそれを直ちに修復する精巧なメカニズムがある（ＤＮＡ修復機能）。また、生体防御機構として総括できる、バリアー機能（皮膚、胃酸、消化管粘膜など）や免疫（非常に複雑で、例えば皮膚の防御機構などにも関連があることが最近わかってきた）も当然、生体の恒常性を維持するために寄与している。受けるダメージの状況や程度に応じてこれらが、役割分担しつつ連携しながら複合的に働くというのが生体の素晴らしいところだが、その精妙さ故に、定量的にとらえることを難しくしている、とも言える。

トータルな曝露の把握と感受性をふまえること

そこで重要になってくるのが、「様々な曝露の状況をできるだけたくさん、できるだけ詳細に、その曝露を受けた個々人の健康状態とセットにして、把握しておく」ということだ。これは、「毒性の強さを明確にする」ということにこだわると慢性影響への配慮がおろそかになりがちという欠点（動物実験による〝致死量〟を出発点にして許容量・基準値を作り上げていくことの限界）を補うために、「個々人がトータルな曝露状況を普段から把握できるようにしておいて、（個々人が健康状況を判断しつつ）可能な限り曝露を減らしていくための様々な現実的な手段を講じやすいようにしておく」という、別の方向のアプローチを開拓しておくことにつながる。高血圧の例で言うと、動物実験を繰り返して塩分濃度と血管・血流機能の変化を細かく対応づけるというアプローチではなく、高血圧対策として「（健康状態が○○くらいにある人には、）目安として△△くらいの減塩がかなり有効ですよ」と言えるだけのデータの裏付けをしていこう、そのためにそれぞれの個々人が「自分がどれらくいの塩分を摂取しているのか」がわかるように計量の指標を作っておこう、というアプローチだと言える。環境中でのトータルな曝露量を知る手がかりを系統的にまとめ、個々人が自分の大まかな曝露量を推定できるようにすることである。

これに関しては、化学物質、放射能、電磁波のどれにも共通してわかっている、感受性に関する普遍的な事実――「子どもは小さな大人ではない」ということをふまえることも重要だ。胎児期も含めて（すなわち妊娠している母親の妊娠以前の曝露歴と妊娠中の曝露）、化学物質、放射線、電磁波などの曝露の状況と疾病の発症が、ここ二〇年～三〇年で、

(1) トータルでみた場合に曝露量が増加する傾向にある（しかし大人と子どもの曝露量には大差がない）。

(2) いくつかの疾病や異変に関しては大人よりも子どもの方に発症率の増加が顕著にみられる。このことから、どの因子がどの異変や疾病に対応していると特定できはしないものの、「大人ではほとんどたいした影響がないようにみえる曝露であっても、子どもには影響が出るらしい」

ことが浮上してくる。そしてまた、そのことを手がかりに、大人の中でもある特定の一部の人たちに顕著に発症の増加がみられる、という事実が判明するなら、やはり「大人でも細かくみるなら、どうも特定の人たちには影響が出るらしい」ということにもなる。

こうした統計的なデータを注意深く観察しながら、もう一方では「では、感受性は生物学的にどのように決まっているのか」を実験研究で探ってみることも当然必要になる。胎児・新生児・乳児・幼児・小児の発達段階に応じた組織や器官の形成のプロセス（生物学の用語で「発生」と言う）、細胞レベルでの感受性のメカニズムに関連しているだろう遺伝子の同定とその役割、といったことの解明が中心になると思われるが、幸い、こうした発生や遺伝的制御については近年、かなり多くの知見が積み上げられてきている（その一例として「エピジェネティック」という現象が注目されている）。(注12)

新たなリスク評価とリスク低減対策に向けて

私は、六九ページの資料2に大まかに示されているような、（科学的立証は得られていないもの

注12：DNAは確かに生物を作る基本骨格であり、その発現の基本的な流れ（DNA→RNA→タンパク質）も知られているが、じつはDNAの情報はDNAの上を覆う化学物質群の層により高度なレベルでコントロールされていることがわかってきた。この現象をエピジェネティックと呼んでいる。

の）低レベルでの電磁波曝露が原因すると思われる「健康への影響を示す兆候」と「現状の規制体系」の大きなギャップを埋めていくために、合理的な方法論、すなわち新たなリスク評価とリスク低減策の枠組みが、今求められているのだと考えている。この章ではそのための検討素材をいくらか整理して並べてみた。最後に、非常にラフな形だが、今述べた新たな枠組みのスケッチを表に記しておきたい（表1）。他日、この枠組について詳細に論じたいと思う。

表1　筆者が構想している新たなリスク対策の枠組みの素描

健康リスクは……	状況証拠（関連するだろう兆候）の存在	「リスクあり」の科学的証拠の確からしさ	予防的対応	制限値規制	コスト・ベネフィットへの配慮	調査研究
■段階一 ない	ほとんどみられない	「ない」ことが実験的、経験的にほぼ確実	不要	規制なし	ベネフィットの優先	複合曝露、トータル曝露への波及性を検討

■段階二　あるかもしれないが、基本的にほとんどないとみなして対応	みられる（兆候が十分に拾えてない可能性にも配慮）	「ある」ことを示すデータを論駁する基本的な検証方法や確からしいデータがある	基本的に不要（個々人が状況に応じて対応できるように十分に情報を提示）	状況に応じて個人・団体が利用できるガイドライン（勧告）	追加的コストを最小化	広域的で少数事例にも留意した感度のよい実態調査から始める
■段階三　ないかもしれないが、基本的にかなりの程度あるとみなして対応	みられる（科学的分析にかけにくい面があることにも配慮）	「ある」ことと「ない」ことのデータや検証方法が拮抗し、容易に決着がつきそうにない	基本的に必要（暫定規制値以外にも個人と社会で実行可能な対策を立案・実施）	暫定的規制値を制定	追加的コスト負担を想定	科学的証拠の確度を上げる方法的洗練、明確な方向性を持った基礎研究（※）
■段階四　ある	みられる	リスクがほぼ一〇〇%の確からしさで存在	規制の「安全係数」が妥当かなど、適時検討を加える	国際的統一規制の制定	規制値遵守を最優先	規制の有効で円滑な運用に資する調査研究

※この点で、納得のいく提案の一例は、二〇一一年一月にブリュッセルで開催された「電磁界と健康に関する国際科学会議」（SCENIHR主催）の結果を受け、欧州委員会がSCENIHRに出した「電磁界（EMF）ばく露の健康影響の可能性に関する科学的意見の提出要請」であろう。その中で、今後の取り組み課題として、「神経行動学的異常を含む神経系および腫瘍疾患リスクに対するEMFの有害な影響の可能性」「観察された生物学的影響および疫学的関連を説明しうると考えられる生物物理学的メカニズムの理解」「EMFに起因すると考えられる生物学的影響において、電磁界以外の環境ストレス因子と電磁界との複合曝露が果たす役割の可能性」「テラヘルツ範囲のEMFの健康への有害な影響の可能性を理解するために利用できる科学的証拠をレビューすること」を挙げている。（以上の訳文・訳語は電磁界情報センターのものを使用）

(2011 年4 月現在)

1800MHz(GSM)			2100MHz(UMTS)		
電界強度 (V/m)	磁束密度 (μT)	等価平面波電力密度 (W/㎡)	電界強度 (V/m)	磁束密度 (μT)	等価平面波電力密度 (W/㎡)
58	0.2	9	61	0.2	10
[58]	[0.20]	[9]	[61]	[0.20]	[10]
29 ①	—	—	*31* ①	—	—
—	—	*0.1*	—	—	*0.1*
58	0.2	9	61	0.2	10
58	0.2	9	61	0.2	10
—	—	—	—	—	—
58	0.2	9	61	0.2	10
58	0.2	9	61	0.2	10
58	0.2	9	61	0.2	10
58	*0.2*	*9*	*61*	*0.2*	*10*
45 ⑤	0.15 ⑤	5.4 ⑤	47 ⑤	0.16 ⑤	6 ⑤
58	0.2	9	61	0.2	10
58	0.2	9	61	0.2	10
6 ⑦	*0.02* ⑦	*0.1* ⑦	*6* ⑦	*0.02* ⑦	*0.1* ⑦
—	—	—	—	—	—
—	—	*0.1*	—	—	*0.1*
58 ⑩	0.2	9	61 ⑩	0.2	10
58	0.2	9	61	0.2	10
—	—	—	—	—	—
7	—	*0.1*	*7*	—	*0.1*
58	0.2	9	61	0.2	10
58	0.2	9	61	0.2	10
58	*0.2*	*9*	*61*	*0.2*	10
18 ⑫	*0.06* ⑫	*0.9* ⑫	*19* ⑫	*0.06* ⑫	*1* ⑫
58	0.2	9	61	0.2	10
[58]	[0.20]	[9]	[61]	[0.20]	[10]
[58]	[0.20]	[9]	[61]	[0.20]	[10]
58	0.2	9	61	0.2	10
—	—	*0.1*	—	—	*0.1*
6 ⑯	—	—	*6* ⑯	—	—
—	—	*10*	—	—	*10*

居住地域では15000 V/m。

⑨ 電線（electricity lines）に対する安全確保条件下での値。新規の開発に対しては、電力線までの最小距離の法的拘束力のない規制もある。

⑩ アンテナ当たりの限度値は3.0 V/m 。

⑪ 地方行政府に対する推奨あり：電力線周辺で0.4 μT を上回る磁束密度の中に子どもが長期間滞在するような状況を新たに作り出さないこと。

⑫ 住宅、病院、保養地、公共の建物、旅行者用建物、学校、療養所、遊び場、公園、リクレーション区域に適用される。その他の場所での外部の電界強度および磁界強度の限度値はEU 勧告1999/519/EC の参考レベルに等しい。電力周波については新規または改修された発生源にのみ限度値が適用される。

⑬ 妥当な費用で妥当な結果が得られる場合、自然のバックグラウンド値から極端にかけ離れたばく露は低減すること。

⑭ 連続的ばく露に対して。基本制限を満たすことを前提として、1 日当たり少しの時間数のばく露に対しては10000 V/m および1 mT；1 日当たり少しの分数のばく露に対しては10000 V/m または1 mT 。

⑮ 配慮の必要な場所（人が長時間滞在する建物、遊び場）における新規設備に対して。既存設備に対しては、EU 勧告1999/519/EC の参考レベルと同じ外部電界強度および磁界強度の限度値であるが、配慮の必要な場所においては位相の順序の最適化すること。

⑯ 配慮の必要な場所（人が長時間滞在する建物、遊び場）における新規および既存のアンテナ設備に対する場所当たりの限度値。複数のアンテナからの総合ばく露がある場所に対する限度値はEU 勧告1999/519/EC の参考レベルと同じ。

⑰ 連邦政府の法律はない：いくつかの州は限度値を定めており、他の州は「慎重なる回避」政策（妥当なコストで住民のばく露を低減する措置）をとる。

資料1　EU加盟国およびEU以外から取り上げた工業国の住宅地域における電磁界への公衆のばく露限度値

国名	50Hz（ELF）		900MHz(GSM)		
	電界強度 (V/m)	磁束密度 (μT)	電界強度 (V/m)	磁束密度 (μT)	等価平面波電力密度 (W/m²)
EU勧告　1999/519/EC	5000	100	41	0.14	4.5
オーストリア	[5000]	[100]	[41]	[0.14]	[4.5]
ベルギー（フランドル）	—	*10*	*21* ①	—	—
ブルガリア	— ②	— ②	—	—	*0.1*
キプロス	[5000]	[100]	41	0.14	4.5
チェコ共和国	5000	100	41	0.14	4.5
デンマーク	— ③	— ③	—	—	—
エストニア	5000	100	41	0.14	4.5
フィンランド	[5000]	[100]	41	0.14	4.5
フランス	5000 ④	100 ④	41	0.14	4.5
ドイツ	*5000*	*100*	*41*	*0.14*	*4.5*
ギリシャ	5000	100	32 ⑤	*0.11* ⑤	2.7 ⑤
ハンガリー	5000	100	41	0.14	4.5
アイルランド	[5000]	[100]	41	0.14	4.5
イタリア	—⑥	*3* ⑥	*6* ⑦	*0.02* ⑦	*0.1* ⑦
ラトビア	—	—	—	—	—
リトアニア	500 ⑧	—	—	—	*0.1*
ルクセンブルグ	5000 ⑨	100 ⑨	41⑩	0.14	4.5
マルタ	[5000]	[100]	41	0.14	4.5
オランダ	— ⑪	— ⑪	—	—	—
ポーランド	*1000*	*75*	*7*	—	*0.1*
ポルトガル	5000	100	41	0.14	4.5
ルーマニア	5000	100	41	0.14	4.5
スロバキア	5000	*100*	*41*	*0.14*	*4.5*
スロベニア	*500* ⑫	*10* ⑫	*13* ⑫	*0.04* ⑫	*0.45* ⑫
スペイン	—	—	41	0.14	4.5
スウェーデン	— ⑬	— ⑬	[41]	[0.14]	[4.5]
英国	—	—	[41]	[0.14]	[4.5]
オーストラリア	[5000]⑭	[100]⑭	41	0.14	4.5
ロシア	*500*	*10*	—	—	*0.1*
スイス	—	*1* ⑮	*4* ⑯	—	—
米国	— ⑰	— ⑰	—	—	*6*

全ての限度値はrms 値である。必要な場合、磁束密度は磁界強度から透磁率 4 π × 10-7 H/m を用いて算出した。
標準表記：EU 勧告の定義通りの、基本制限から導出された外部電磁界の参考レベル。数字が［］で囲われていない場合は、適用は命令的なものである。
斜体表記：身体の外部電磁界に基づいた、命令権のあるばく露限度値。

① 地方行政府の規制；フランダース地方ではアンテナ当たり、またはブリュッセルでは携帯電話基地局当たりで決められた最大値：3.0 V/m（900 MHz）、4.2 V/m（1800 MHz）、4.5 V/m（2100 MHz）；ワロン地方ではアンテナ当たりの最大値：3 V/m 。
② 電力線および配電システムまでの最小距離（最小電圧で区分される）；これとは別にビデオ表示装置に関する規制がある。
③ 新規の開発：年間平均ばく露が0.4 μT を上回る場合、磁界低減対策を検討することで地方行政府と電力セクターは合意している。
④ 配電の新設または改修設備に対する技術的条件。
⑤「感受性の高い」場所（学校、保育園、病院、介護ホーム）との距離が300 メートル以内の携帯電話基地局に対して。その他の場所では、35 V/m, 0.11 μT, 3.1 W/m²（900 MHz）；49 V/m, 0.16 μT, 6.3 W/m²（1800 MHz）；51 V/m, 0.17 μT, 7 W/m²（2100 MHz）。
⑥ 住宅、学校、遊び場付近の新規設備に対して。住宅、学校、遊び場付近の既存設備に対しては10 μT；その他の全ての場所に対してはEU 勧告1999/519/EC。
⑦ 住宅とその外部の付属家屋付近、学校および遊び場の中、4 時間以上人が滞在する場所の中に対して。それ以外の場所では20 V/m, 0.06 μT, 1 W/m²。
⑧ 住宅内の限度値。住宅の外では1000 V/m；郊外の緑地帯、道路では10000 V/m；非

資料1に対応した日本の規制値

50Hz		900MHz			1800MHz			2100MHz		
電界強度	磁束密度	電界強度	磁束密度	電力密度	電界強度	磁束密度	電力密度	電界強度	磁束密度	電力密度
なし	200 [μT]	47.5 [V/m]		6.0 [W/m²] =600 [μW/cm²]	61.4 [V/m]	0.20 [μT]	10 [W/m²] =1000 [μW/cm²]	61.4 [V/m]	0.20 [μT]	10 [W/m²] =1000 [μW/cm²]

出所）電磁界情報センターの翻訳文書
「電磁界（商用周波および無線周波電磁界）に関する政策の国際比較」(Comparison of international policies on electromagnetic fields (power frequency and radiofrequency fields) Rianne Stam作成（オランダ国立公衆衛生環境研究所（National Institute for Public Health and the Environment））2011年5月

無線局のアンテナから発射される電磁波（電界）の強さの例

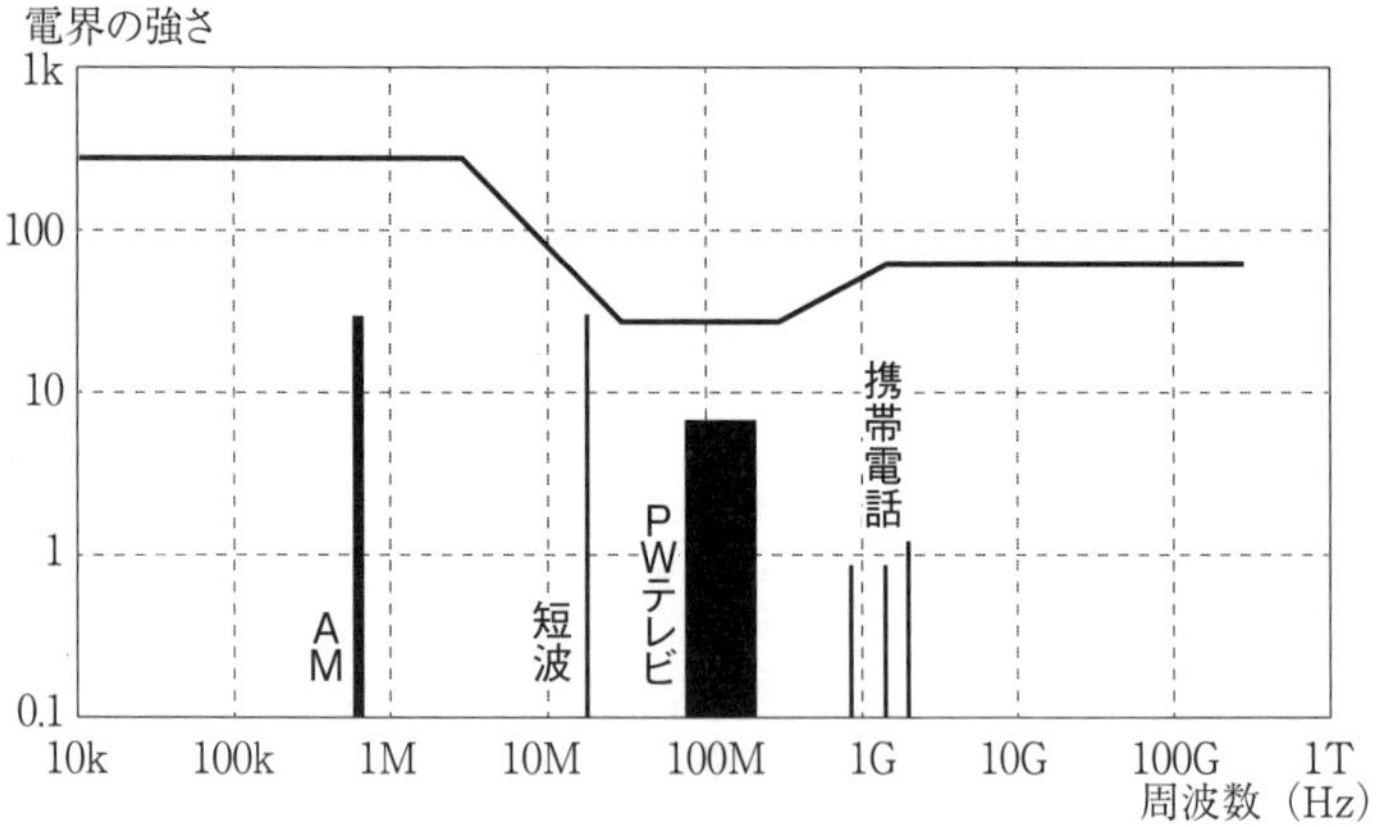

出所）総務省のパンフレット「電波と安心な暮らし」

資料２　高周波の規制値と報告された様々な健康影響に関する研究での曝露量

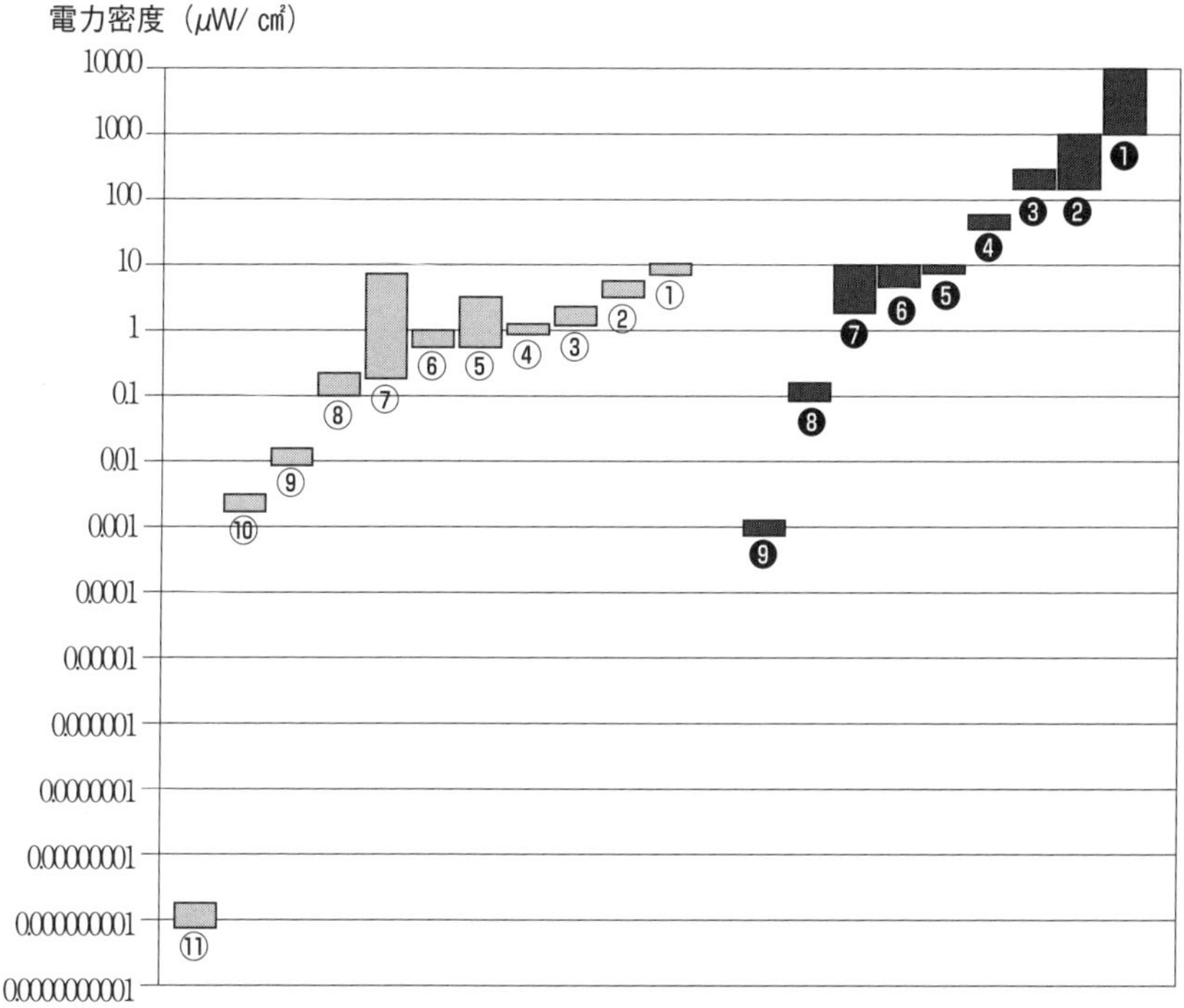

健康影響
①記憶障害と視覚反応時間の遅滞：ヒト
②白血病、皮膚がん、前立腺がん：TV 電波塔：ヒト
③マイクロ波ヒアリング（フレイ効果）
④頭痛、めまい、疲労感、虚脱感、不眠症：ヒト
⑤白血球の異変：学童
⑥運動能力、反応、記憶、注意力の低下、性比の変化
⑦小児白血病
⑧細胞の成長阻害（羊膜上皮細胞）：ヒト
⑨ヒトの知覚反応の誘発
⑩睡眠障害、虚脱感、倦怠感
⑪脳波の変化：ヒト

国名、州名
❶英国
❷カナダ、ドイツ、日本、ニュージーランド、米国
❸オーストラリア
❹オークランド（ニュージーランド）
❺イタリア
❻中国
❼ブルガリア、ハンガリー、ロシア、スイス
❽ザルツブルク（オーストリア、パルス波に関して）
❾ニュー・サウス・ウェールズ（オースラトリア）

出典）Public Health SOS: The Shadow Side of the Wireless Revolution（Camilla Rees & Magda Havas 著，CreateSpace, 2009）55 ページより

第三章　「発がん可能性あり」（2B）の評価について

植田武智

「少なくとも安全だとはもう言えない」

二〇一一年六月五日夜のフジテレビの情報バラエティ番組「Mr・サンデー」で「携帯電話に発がん性、特に脳腫瘍のリスクが高まる」という特集が組まれた（写真1）。

携帯電話からの電磁波の有害性が、テレビ局で取り上げられることは極めて珍しい。特集が組まれた理由は、その直前の五月三一日に世界保健機関（WHO）の専門機関である国際がん研究機関（IARC）が携帯電話の電磁波に対して「発がんの可能性あり」という評価結果を公表したからだ。

世界的な関心を高める一方で、この「可能性あり」という、ある意味あいまいな評価の解釈をめぐってマスコミや産業会、政府でも様々な見解が示されている。六月一日の読売新聞記事は「携帯電話で脳腫瘍の可能性？　危険度コーヒー並み」という見出しだ。記事の概要も「因果関係は五段階の分類の三番目と、コーヒーの摂取やガソリンの排ガス吸引などと同じレベル。因果関係が最も確かなレベルに分類されている喫煙などと比べると不確かな部分が多い。国際がん研究機関は『携帯電話を使えばガンにかかるということを意味するものではない』と改めて強調している」というものだ。国際的権威筋からの発表ということもあり無視もできないが、一大スポンサーである通信会社に配慮した記事内容になっている。

写真１　フジテレビの情報バラエティ番組「Mr・サンデー」で「携帯電話に発がん性、特に脳腫瘍のリスクが高まる」という特集

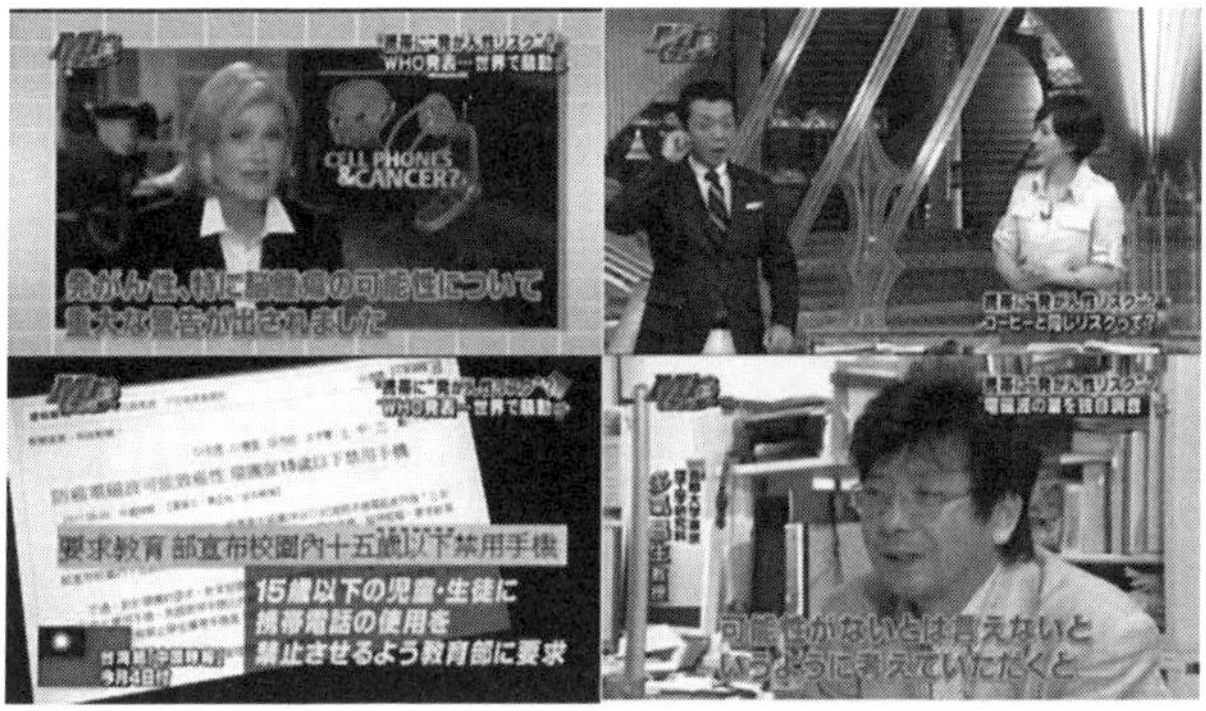
CELL PHONES &CANCER?
要求教育部宣布校園内十五歳以下禁用手機
15歳以下の児童・生徒に
携帯電話の使用を
禁止させるよう教育部に要求

テレビでも、六月一日にはテレビ朝日の朝の情報番組「モーニングバード」で特集が組まれたが、やはり大スポンサーである通信会社への配慮のためか、特集の最後はＮＴＴドコモからの「発表は真摯に受け止めるが、自社の携帯電話は国際基準値以下なので安全です」というコメントで締めくくられた。

本気で安全だと主張しているのか、六月六日にＮＴＴドコモのお客様相談窓口に問い合わせてみた。

――「ＮＴＴドコモの携帯電話は基準値以下だから安全というコメントを本当にしているんでしょうか?」

ＮＴＴドコモお客様センター「はい、ドコモとしては、携帯電話の有害影響を防止するために国際非電離放射線防護委員会という機関が作っている基準以下であることを確認しておりますので、携帯電話は安心してご利用していただけると考えています」

――でもその国際基準とやらは発がん性の影響も考慮したものではないでしょう？

「基準を作っている国際非電離放射線防護委員会という機関もＷＨＯが推奨している委員会なのでＮＴＴドコモとしては安心して利用していただけると考えているのですが、今回の発表については真摯に受け止めさせていただいて、今後の研究動向を注視して検討させていただきたいと思っています」

――今回の発表についてＮＴＴドコモとしての見解などは発表されていますか？

「今回の発表を受けてという正式なコメントは出させていただいていない状況です。出すかどうかもわからない状態です」

とのこと。ついでにａｕ－ＫＤＤＩとソフトバンクテレコムへも問い合わせたが、コメントを出す予定はない、との回答であった。

ＮＴＴドコモの安全という主張には明らかに無理がある。というのも現在の国際基準は一九九八年に作成されたもので、その段階で電磁波に発がん性の可能性があるとは認められていない。これから述べるが現に発がん作用が疑われているのは、基準値以下だとして販売されている携帯電話からの電磁波なのだ。だからＮＴＴドコモが本当に今回の発表を真摯に受け止めるのであれば、国際基準値以下だから安全とはいえなくなりました、と言うしかないはずだ。

国の見解を聞こうと総務省へ聞いてみることにした。電波の安全性については総務省の総合通信基盤局電波環境課という部署が管轄しており、一九九八年から電波の安全性に関する調査事業を続けてきている。ただ総務省が公表している調査研究報告は、すべて安全という結果しか出していない。ちなみにその調査事業は、総合通信基盤局の特定財源である電波利用料でまかなわれており、その資金源の大半は我々の携帯電話の利用料金に含まれている。

電波環境課の山田和晴課長に六月二日に電話取材を行なった。

――今回のＩＡＲＣの発がん可能性ありという評価結果を受けて、総務省の見解に変更はあるでしょうか？

山田課長「今のところＩＡＲＣのプレスリリースしか見ていませんが、人に対して発がん性があるかもしれない、と評価されたということですね。発がん性の証拠の強さを評価分類したということで、携帯電話の使用については限定的な証拠があり、職業曝露や環境曝露では証拠不十分ということのようですね。今回のＩＡＲＣの発表はＷＨＯが国際電磁界プロジェクトの一環で、今後ＷＨＯとして発がん以外も含めた健康影響評価も行なうということなので、それを注視していきたいと思っています」

――これまで総務省としては「携帯電話の使用とがんとの関連は見られない」という見解でしたよね。

「そうです。我々が行なった調査や実験では悪影響を起こすという結果は出ていないいんですけれども、別の外国の研究ではあるということもあり、今回のＩＡＲＣの結論はそういうものも踏まえて限定的といっているんでしょうね」

――日本国内の研究だけでなく、より幅広い研究結果を評価したＩＡＲＣの今回の「発がんの可能性あり」という結論は、重く受け止めざるを得ないのではないでしょうか

「慎重に受け止めざるを得ないでしょうね。証拠は限定的だけれども、発がん性はあるかもしれないということですよね」

――そういう意味では電波環境課としてもこれまでと取り組み方が違ってくるのではないですか？

「これまでもわが国としては研究をしてきて、これからも引き続き必要な研究を行ない、提供していきたいと思います。そして国際的に基準を改定しましょうということになれば、わが国でも改定するということになるでしょうが、まだそこまでは行なっていないと思っています」

――とりあえず、現段階でＩＡＲＣが発がん可能性ありと評価したことを受けて、日本として規制強化や注意喚起などの可能性はないのでしょうか？

「国際的な基準を決めている国際非電離放射線防護委員会（ＩＣＮＩＲＰ）の方で基準を改正するということであれば、日本も同調するということになるかとは思いますが……」

――ＩＡＲＣの記者会見では念のためにイヤホンマイクの使用することを勧める発言もありますが？

「携帯電話でがんになるということが必ずしも立証されたわけではないので、心配な方は

そのように対策をとることもできるのではないかな、とは思っていますが」

総務省としてはＮＴＴドコモなどの事業者と違い、従来の「有害性は証明されていない」という見解から「少なくとも発がんの可能性は否定できない」という見解に変更せざるを得ない、ということは認識しているようだ。ただ、あくまで証拠は限定的で積極的に対策を行なう意向はないということらしい。このあたりが通信事業の推進と規制を同時に行なう官庁の限界なのだろうか。

少なくとも、ＩＡＲＣの評価結果により携帯電話の電磁波について安全とはいえなくなったことは確かだ。では危険性の確かさはどれくらいで、その大きさはどれくらいなのか？　ＩＡＲＣが今回どのような科学的証拠をもとに「発がん可能性あり」という結果に至ったのか、を紹介し、私たちが受け取るべき意味を考えてみたいと思う。

ＩＡＲＣの評価結果グループ２Ｂ「発がん性の可能性あり」の意味は

先ずはじめに、国際がん研究機関（ＩＡＲＣ）ではどのように発がん性を評価しているのだろうか？

ＩＡＲＣが設立されたのは一九六五年。当時のフランス大統領シャルル・ドゴールが世界の軍事費を一％下げて国際的にがんと戦う組織をつくろうと呼びかけてＩＡＲＣが設立された。がんの因果関係の解明と予防のための研究を推進し、世界中に情報提供するのが主な使命だ。

ＩＡＲＣは、一九七一年から個別の発がん性が疑われる化学物質について、証拠となる科学文献を詳細に評価して五段階に分類するモノグラフの作成に着手している。

一九八七年には化学物質だけでなく、ウイルスなどの生物学的因子や放射線などの物理的因子、クリーニングなどの特定の職業、喫煙などの生活習慣なども評価の対象に含めるようになった。現在のところ約九四二種類の因子について発がん性を評価・分類し、一〇〇冊のモノグラフにまとめている。これらのモノグラフは、「発がん物質の辞典」として世界中で利用されている。今回の高周波電磁界の評価結果は、第一〇二巻としてまとめられる予定だ。

ＩＡＲＣの発がん評価は表１にもあるように、五段階になっている。グループ１「発がん性がある」、グループ２Ａ「おそらくある」、グループ２Ｂ「可能性がある」、グループ３「分類できない」、グループ４「おそらくない」と分類される。

五段階分類で評価している理由は、科学的には不確実な証拠しかない場合でも、その証拠の強さに応じて多段階に評価するという考え方だ。危険性が一〇〇％証明されない限りは安全だと評価していると、最終的に危険だと証明された時には手遅れになる。手遅れの例として、日本でも水俣病をはじめとした過去の公害事件の例が数多くある。

多段階評価することにより、その証拠の確実性に応じてそれなりの対策を採用することが可能

表１

	ヒトに対する発がん性評価	評価された件数
グループ1	発がん性がある	107
グループ2A	おそらく発がん性がある	59
グループ2B	発がん性の可能性がある	267
グループ3	発がん性について分類できない	508
グループ4	おそらく発がん性がない	1

http://monographs.iarc.fr/ENG/Classification/index.php

表２　IARC 分類の概要

<table>
<tr><td colspan="2" rowspan="2"></td><td colspan="4">実験動物における証拠</td></tr>
<tr><td>十分</td><td>限定的</td><td>不十分</td><td>ESLC※</td></tr>
<tr><td rowspan="4">ヒトにおける証拠</td><td>十分</td><td colspan="4">グループ1</td></tr>
<tr><td>限定的</td><td>グループ2A</td><td colspan="3">グループ2B</td></tr>
<tr><td>不十分</td><td>グループ2B</td><td colspan="3">グループ3</td></tr>
<tr><td>ESLC</td><td colspan="3">グループ3</td><td>グループ4</td></tr>
</table>

※：ESLC というのは「発がん性が無いことを示唆する証拠あり
（Evidence Suggest Lacking Carcinogenicity）

になる。国際的には主流となっている考え方だが、日本ではその考え方はまだまだ浸透していない。

またIARCのモノグラフは、読んで見るときわめて分かりやすい。その理由は、全体の評価システムがきわめてシンプルにつくられているからだ。それぞれの評価対象がどういった理由で五段階のいずれかに分類されたのかが、一般の人にも理解できるようになっている。

IARCが評価のために使用する科学的データは、主にヒトでのデータと動物実験データの二種類だ。すでに発表されているヒトと動物実験の論文を集める。それぞれの研究について内容を吟味した結果、ヒトでの証拠と動物実験での証拠について「十分」「限定的」「不十分」「ないことを示唆」の四段階に評価する（ヒトのデータ、動物実験のデータでそれぞれ「十分」「限定的」「不十分」「ないことを示唆」に分類するための基本的な指標も示されている。九九ページ参照）。

そしてヒトでの証拠と動物実験での証拠の評価の組み合わせで、基本的に最終的な評価結果は決定される。その場合の組み合わせを示したのが表2だ。

ヒトでの証拠として十分なら、無条件にグループ1「発がん性あり」と評価される。ヒトで限定的な証拠がある場合は、グループ2B「発がんの可能性あり」以上になり、特に動物実験で十分なデータがある場合、グループ2A「おそらく発がんがある」と格上げされる。

ヒトでのデータが不十分な場合、動物実験で十分なデータがない場合を除き、グループ3「分類できない」という結果になる。

原則は以上だが、判断の境目が微妙な場合、発がんメカニズムの証拠で微調整される。メカニズムの証拠の評価は、発がん性を支持する証拠として、「強い」「ほどほど」「弱い」に分類されている。

グループ４「おそらく発がん性がない」という評価も大変難しい。ヒトでも動物でも「ないことを示唆」と評価された場合にだけ、認められるからだ。これまで評価されてきた九四二件の評価結果で、グループ４になったのは一件しかない（ちなみにそれはナイロンの原料となるカプロラクタムという化学物質だ）。

この点の理解が全くできていないと思われるのが、日本の通信産業の業界団体である財団法人電波産業会が、六月三日に発表した「国際がん研究機関（ＩＡＲＣ）の電波の発がん性評価結果について」という声明だ。その中で「ＩＡＲＣの評価結果（グループ２Ｂ）は、電波に発がん性がないと断定することは現時点でのデータからは困難であると示唆したものと考えます」と述べている。業界団体が電波の有害性を認めたくないのは心情的には理解できるが、ＩＡＲＣの評価は、結果であるグループ２Ｂというのは文字通り「発がんの可能性がある」ということであり、「ないと断定することは困難」とは雲泥の差がある。

「発がん性がないと断定」するためには、五段階目のグループ４に分類される必要があり、それにはヒトと動物実験の両方で発がん性を示唆しない十分なデータが必要だ。電波産業会が主張する「ないと断定するのは困難」というのは、ＩＡＲＣの分類でいえば、グループ３「分類できない」に相当する。

今回のＩＡＲＣの２Ｂという評価は明らかにその段階を超えて、文字通り「発がんの可能性がある」というより、積極的な証拠があることを示しているのだ。

さらに言えば、ヒトのデータで「限定的」、動物実験データでも「限定的」とグループ２Ｂの中でも最も上位のカテゴリーに属している。あと少し確実性の高いデータやメカニズムでの解明が進めばグループ２Ａ「おそらく発がん」やグループ１「発がん性あり」に再分類される可能性が高いところにあると言える。

そうした今回のＩＡＲＣによる評価の中で、最も重視されたのがヒトでの疫学調査。特に携帯電話へビーユーザーで脳腫瘍の発症率が増えるという結果を出した、二種類の調査研究データである。

ヒトでの研究結果はどのように判断されるのか

ヒトでの証拠という場合に、どのような研究を指していて、それがどのような結果になれば「影響がある」と判断されるのだろうか。これは単に発がん性の評価だけでなく、他の様々な有害性の評価の読み方にも適用できる。

この部分を理解しておくと、有害物質などの研究論文について、ある程度自分で読んで理解できるようになる。専門家に頼らなくても、安全か危険かの判断を自分で証拠に基づいてできるわけだ。

一番知りたいことは、有害かもしれないもの（今回は電磁波）の曝露と有害な影響（発がん特に脳腫瘍）の発症との因果関係だ。そこで問題となるのは、脳腫瘍の原因と考えられるのは電磁波だけではないので、たとえ携帯電話を全く使わないヒトでも脳腫瘍は発生する。だから問題は携帯を使っていた場合と使わなかった場合では、どれだけ脳腫瘍になる確率が増えるのか、ということになる。個々人のケースでは、タイムマシーンはあるわけでもないので、自分が脳腫瘍になったからといって、もう一度過去に戻ってやり直すということは不可能だ。となると集団で観察するしかない。携帯電話を使用して電磁波に曝露した人たちと曝露しなかった人たちを比べて、脳腫瘍になった件数に違いが出るかを調べるという方法だ。

この考え方は極めてシンプルで理解しやすい。基本的に動物実験と同じことだ。発がんが疑われる物質を餌などに混ぜて与えたねずみのグループと、普通の餌を与えたねずみのグループで、どれだけがんになったねずみの数に違いがあるかということを観察するのと同じだ。

ただヒトの場合、有害な可能性のある物質を強制的に投与するような人体実験は、倫理的に許されない。したがってどうしても、現実社会で曝露しているグループと曝露していないグループを観察して比べることになる。そうした研究方法を疫学研究といい、特に上記のような研究をコホート研究という。

例を挙げてみよう。ちょうど、総務省の生体電磁環境に関する検討会（第五回）会議（二〇一〇年一〇月八日）での資料で東京女子医科大学の山口直人教授がインターフォン研究について説明された際、使われた図がある。それを参考にしてより現実的な数値を当てはめて説明させてもらおう。

架空のコホート研究の例（図1）として、健常者三万人の母集団（そのうち携帯電話使用者二万人、不使用者一万人）を一〇年間追跡するとしよう。一〇年の間に携帯使用者二万人のグループからは脳腫瘍患者が四〇人発生し、一方携帯電話不使用者一万人のグループからは一〇人発生したとする。一〇年間での携帯電話の使用と不使用での脳腫瘍の発症率の比（何倍か）は、四〇人／二万人：一〇人／一万人、つまり二：一となり、携帯電話使用者のほうが不使用者に比べて脳腫瘍の発症率が二倍多いと判断できる。その比を相対危険度または相対リスクという。

しかし、発がん作用のような潜伏期間が一〇年以上と長い病気の場合、長期間観察を続ける必要がある。特に脳腫瘍のように年間一万人に数人というようなまれな病気の場合は、曝露群と非曝露群での病気の発症頻度の差を観察するには、膨大な人数を集める必要がある。この架空のケースの場合、脳腫瘍患者五〇人分のデータを確保するために、三万人を一〇年間追跡し続けなければならない。

さらに携帯電話のように社会へ急速に普及し技術革新の速いものの場合、一〇年追跡する間に

図1　コホート研究

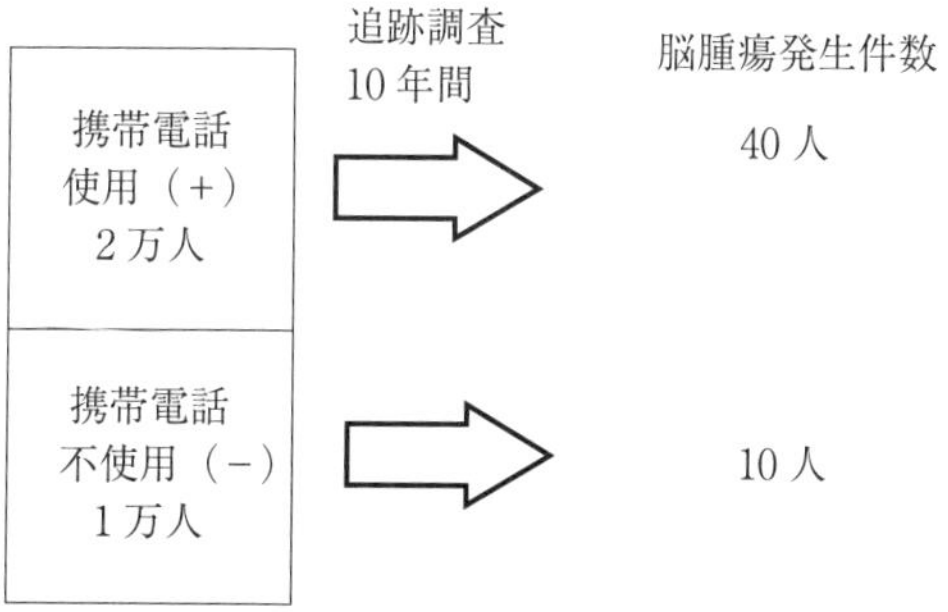

相対リスク＝40 人／２万人 ÷10人／１万人＝２倍

携帯電話の利用のあり方がどんどん変わる。不使用者一万人のグループも一〇年後にはほとんどが使用者になってしまう、ということも考えられる。デンマークで実施されたコホート研究が実際にそのような結果になってしまい、影響なしという結果を出している。技術革新を止めることは不可能だ。したがって携帯電話の発がん性の研究にコホート研究を使うのは現実的ではない。

その代わりに使われる手法が、症例（患者）対照研究という研究方法だ。すでに脳腫瘍を発症している患者（症例）グループと、発症していない対照グループで、過去の携帯電話の使用状況を調べて比べる、という研究だ。患者がすでに存在している状況から調査を始めるので、一度に多数の患者のデータを入手することができる。

架空の症例対照研究の例（図2）は、ある一定の期間に脳腫瘍を発症した患者五〇〇人（症例群）を集め、過去の携帯電話の使用歴を尋ねる。その結果、携帯電話使用者

図２　症例対照研究

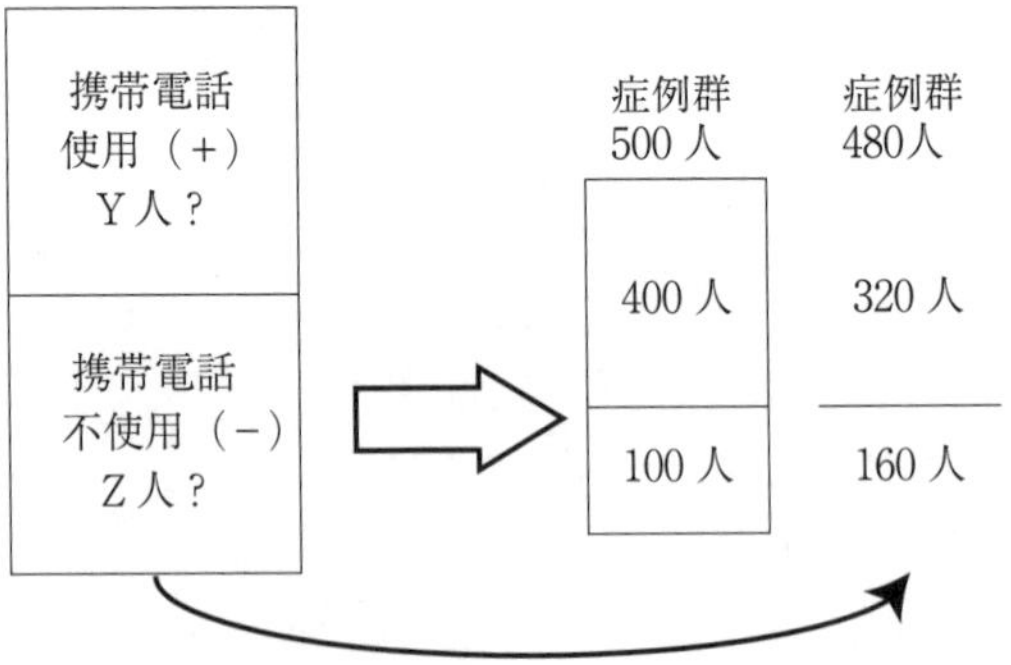

相対リスク=（400/Y人）÷（320人/Z人）=（40/100）÷（Y/Z）
Y:Z=320：160とすると
オッズ比=400/100÷320/160=2　相対リスクも２

が四〇〇人に対して不使用者が一〇〇人だったとする。一方、健常者（対照群）も無作為に集めて、同様に携帯電話の使用歴を尋ねる。ここでは四八〇人集めて携帯使用者は三二〇人、不使用者は一六〇人だったとする。症例対照研究の場合、先ほどのコホート研究と違って症例群のもとになった母集団での携帯電話使用者と不使用者の数（図２でのY人とZ人）は不明なので、携帯電話使用者グループと不使用者グループのそれぞれの発症率を計算することはできない。

しかし、無作為に集めた対照グループでの比率が、母集団の比率（y：z）と同じだと考えれば、コホート研究で求めた携帯電話使用者グループと不使用者グループの発症率の比（相対リスク）は、求めることができる。症例群での携帯電話使用者と不使用者の比は四倍（四〇〇人：一〇〇人）。一方対照群での比率は二倍（三二〇人：一六〇人）。両者を比較すると症例群の方が携帯電話使用者の割合が二倍多いということになり、つまり携帯電話使用者のほうが脳腫瘍を発症する割合が二倍ということになる。なぜそうなるかの計算式は図２を参照のこと。

肝心なのは、脳腫瘍などの症例グループと対照グループについて、原因と考えられる携帯電話の使用などの曝露条件についてのコントラストに着目すること。曝露と病気に関連がある場合、対照グループと比べて症例グループで曝露者の割合が高くなる。それぞれのグループでの曝露者と非曝露者の割合の違いを示したのがオッズ比で、それがリスクの大きさを示す。曝露と病気に関連がない場合は、曝露者の割合は等しく、オッズ比は一になる。なんとなく分かったつもりになってもらえただろうか？

では、携帯電話の使用と発がんに関する具体的なヒトでの研究で、どのような違いが浮かび上がっているのかをみてみよう。

ヘビーユーザーでのリスクを示唆したインターフォン研究

今回ＩＡＲＣが評価したヒトでの疫学研究のひとつが、インターフォン研究と呼ばれるものだ。携帯電話と脳腫瘍との関連を調べた世界最大規模の研究といえるもので、ＩＡＲＣがコーディネーターとなり、日本も含めた一三カ国が共通の研究方法に基づき、各国で症例対照研究を行なった。それらのデータをまとめて解析（プール解析という）したものだ。様々な種類の脳腫瘍について研究が行なわれているが、ＩＡＲＣの評価段階までに発表されたのは、神経膠腫と髄膜腫、聴神経鞘腫という三種類の脳腫瘍に関する研究結果だ。

神経膠腫と髄膜腫の研究は二〇一〇年の五月一八日に論文として発表された際に、マスコミでも大きく取り上げられた。

興味深いことに、国内の新聞報道では、日経新聞の「携帯使用と脳腫瘍　三〇歳以上、相関関係なし」という見出しをはじめ、共同通信、毎日新聞、産経新聞のいずれも関連はなしという論調だ。一方海外メディアを見ると英タイム紙は「ヘビーユーザーでがんリスク」という見出し。英テレグラフ紙も「画期的な研究で、ヘビーユーザーの危険の可能性を示す」と一八〇度異なる見出しで報道されている。

はたしてどちらの報道が正しいのか。研究論文の結論部分を読むと、

「全体的には、携帯電話の使用によって脳腫瘍（神経膠腫と髄膜腫）リスクの増加は観察されない。累積通話時間の最も多いグループで神経膠腫リスクの増加、特にいつも携帯電話を使う側の腫瘍のリスクの増加が示唆された。しかし統計的偏り（バイアス）と誤差の可能性があり、結論に限界を与えており、因果関係があると解釈することを妨げている」とある。

そもそもこのインターフォン研究は、二〇〇六年ごろには結果が出ていたにもかかわらず、デ

写真２　海外メディアの新聞記事

Heavy mobile users risk cancer

Daniel Foggo

PEOPLE who use their mobile phones for at least 30 minutes a day for 10 years have a greater risk of developing brain cancer, a landmark study has found.

The chance of suffering from a malignant tumour is increased by more than a third with prolonged use, according to the Interphone report by the World Health Organisation.

The outcome of the 10-year study — the largest of its kind, compiling research from 13 countries — has been eagerly anticipated by both the phone industry, which contributed substantially to its funding, and campaigners who warn of radiation risks from handsets.

Its results, which will be published this week, reveal that only those in the "heaviest user" category are more at risk of developing glioma tumours. They concluded that there is no increased risk of cancer in other users.

However, the study's authors acknowledge that the minimum amount of time spent on a mobile by those designated "heavy users" was only half an hour a day.

That categorisation, together with the fact that anyone under 30 was excluded from the study, has prompted the scientists involved to demand further research.

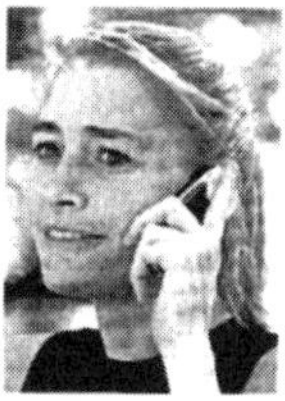

Phone use is still growing

"Today mobile phone use has become much more prevalent and it is not unusual for young people to use mobile phones for an hour or more a day," the scientists said in a statement.

Critics of the Interphone study, which was based on

携帯使用で脳腫瘍
30歳以上、相関関係なし

WHO調査

世界保健機関（WHO）の専門組織は18日までに、携帯電話が発する電磁波が脳腫瘍（しゅよう）を引き起こすリスクについて「関係は確認できなかった」とする調査結果を発表した。今回の調査は30歳以上が対象で、WHOは子供や若者への影響については調査を継続する方針だ。

WHOの専門組織は「国際がん研究機関」で、調査は2000年に日米欧など13カ国で開始。脳腫瘍のうち、神経膠腫（こうしゅ）及び髄膜腫の患者と、健康な人の計1万3000人に面接形式で実施した。

使用頻度や使用時間で調査対象者を細分化したところ、病気の発生率に相関関係は見られなかった。使用時間が最長のグループのみ発生率が高く出たが、国際がん研究機関は「統計の偏りや誤差」としている。（ジュネーブ＝藤田剛）

ータの解釈をめぐり一三カ国の研究にかかわった研究者の間で意見が分かれ、発表が四年もずれ込んでしまったものだ。結局どちらの意見も反映する形でまとめられたため、きわめてあいまいな結論になっているのだ。

日本とイギリスの報道の違いは、「全体としては増加はない」という点に重点を置くか、後半部分の「ヘビーユーザーでリスクの上昇を示唆」という点に重点を置くかの違いとも言える。

研究を主導したＩＡＲＣはどのように見ているのだろうか。

研究論文発表に先立ち二〇一〇年五月一七日に行なわれたＩＡＲＣの

図3　携帯電話の使用と神経膠腫発症リスク（インターフォン研究より）

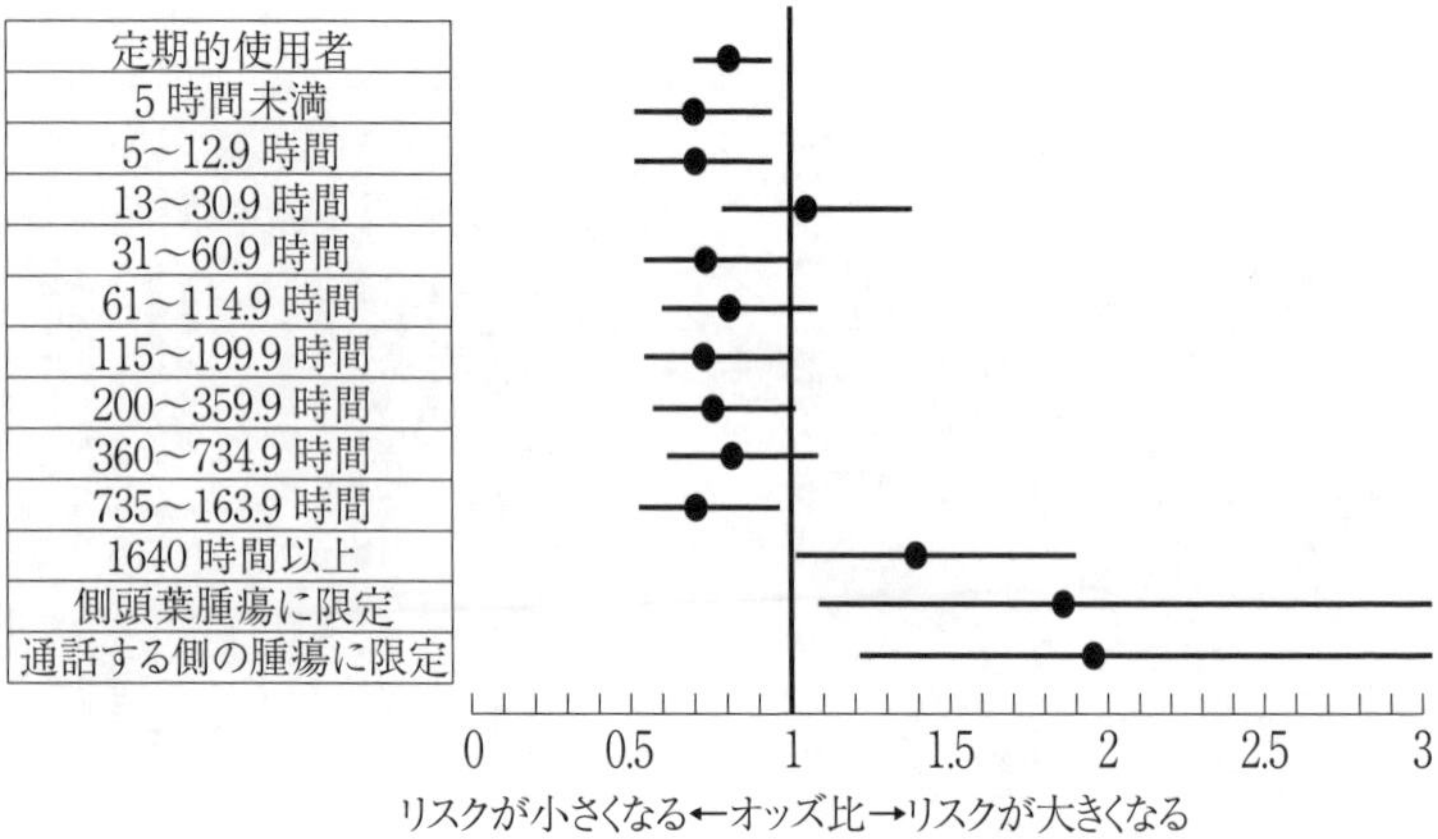

注）上のグラフの黒いバーで示され、左の表で「95%信頼区間」と示されているのは、オッズ比の真の値が95%の確率で入っていると推定される区間のこと。この幅が小さいほど精度は高いと言える。またその区間が1をまたいでいない場合、偶然ではなく本当に差があると判断して統計的有意差があるという。

記者会見の音声データが公開されているが、その中で研究責任者だったエリザベス・カルディス博士によるブリーフィングでは、

「研究対象の一〇%程度を占める最大のヘビーユーザー（累積通話時間一六四〇時間以上）のグループで神経膠腫リスクが上昇している。それも常に携帯を使う側の側頭部の腫瘍が増加している。電磁波の曝露を最も受ける部分だ。しかしバイアスと誤差のせいで強い結論は出せない。つまりリスクが増加するということを証明していないが、逆にリスクがないということも証明していない」（傍点筆者）

と、慎重な言い回しだが、どちらかというと「安全とは言い切れない」とい

表３　携帯電話の使用と神経膠腫のリスク
（インターフォン研究より抜粋）

	携帯電話の使用	症例	対照	オッズ比（注）	95％信頼区間
不使用者		1042	1078	1	
使用者		1666	1894	0.81	(0.70 ～ 0.94)
累積使用時間	5時間未満	141	197	0.7	(0.52 ～ 0.94)
	5 ～ 12.9時間	145	198	0.71	(0.53 ～ 0.94)
	13 ～ 30.9時間	189	179	1.05	(0.79 ～ 1.38)
	31 ～ 60.9時間	144	196	0.74	(0.55 ～ 0.98)
	61 ～ 114.9時間	171	193	0.81	(0.61 ～ 1.08)
	115 ～ 199.9時間	160	194	0.73	(0.54 ～ 0.98)
	200 ～ 359.9時間	158	194	0.76	(0.57 ～ 1.01)
	360 ～ 734.9時間	189	205	0.82	(0.62 ～ 1.08)
	735 ～ 163.9時間	159	184	0.71	(0.53 ～ 0.96)
	1640時間以上	210	154	1.4	(1.03 ～ 1.89)
側頭葉に腫瘍が出来た症例に限定					
	不使用者	311	319	1	
	1650時間以上	78	47	1.87	(1.09 ～ 3.22)
通話する側で腫瘍ができた症例に限定					
	不使用者	733	838	1	
	1650時間以上	100	62	1.96	(1.22 ～ 3.16)

注）オッズ比は、性別、年齢、調査国、教育レベルなどで調整

うニュアンスに受け止められる。日本の報道でもヘビーユーザーでのリスク増加は紹介されているが「統計の偏りや誤差」によるものだと断定的に書かれている。しかし記者会見の様子だと「バイアスと誤差の可能性もあり断定はできない」というニュアンスだ。

具体的にどのような結果が出ているのか。

結果の一部を紹介した表3を見てもらいたい。

単純に携帯電話の不使用者と使用者を比べただけでは、リスクに差はない。しかし蓄積通話

時間毎に区切って比較した場合、携帯電話の累積使用時間が一番多いヘビーユーザーのグループ（一六四〇時間以上）では、不使用者に比べると発症率リスクが一・四倍に増えている。さらに、電磁波を最も吸収する脳の側頭葉という部分に腫瘍ができた症例に限定して比較した場合、ヘビーユーザーのグループではリスクが一・八七倍と増加した。さらに、常に腫瘍ができた方の耳で携帯電話を使っていた症例グループとそれに対応した対照グループに限定して、そこでの携帯電話の使用割合と、不使用者のグループでの使用割合とをくらべた場合、さらにヘビーユーザーのリスクは一・九六倍と増加したのだ。

ただ累積使用時間の一番多いグループにだけでリスクが上がっている点については、論文でもデータの偏り（バイアス）の可能性がある、と考察されている。脳腫瘍にかかった患者は、その原因を携帯電話のせいだと考えることで、健康な人よりも過去の携帯電話の使用時間を多めに思い出す傾向があるのではないか、という点だ。思い出しバイアスという。これが本当なら、携帯電話使用者の脳腫瘍リスクが本当のリスクより過大に示されることになる。

この点については、通信会社からの通話記録をもとに通話時間を調べればより正確なのだが、個人情報保護の観点からなかなか実現が難しいということらしい。ただオーストラリアとカナダとイタリアなど一部の国の研究では、通信会社の通話記録と照合する追加研究が行なわれている。そこでは、全体としては患者の方が多く思い出すという証拠は出なかった、という結果が報告されている。ただ三年以上前の記録については、患者の方が多く思い出す傾向がある可能性を示唆する結果も出ており、明確にそうした思い出しバイアスの影響を否定できていない、と考察されている。

逆に、リスクを少なく見せる方向へのバイアスも指摘されている。

もう一度図3を見ていただくと、最大のヘビーユーザーではリスクが増えているものの、それ以下の使用量のグループでは、携帯電話不使用者よりリスクが減っている。それも九五％信頼区間のバーが一を下回っているため、偶然のばらつきではないということになる。

それが本当だとしたら、携帯電話は過剰に使うと発がん性があるが、少し使うことではがん予防の効果があることになる。放射線で言うホルミシス効果みたいなものが、電磁波にもあるのかもしれないと思われるかもしれないが、生物学的にはそうしたことはありえないと考えられ、論文の中でも、バイアスがあるのだろうと、分析されている。

分析結果では、症例グループと対照グループでは参加率に差が出ている。症例グループの参加率は六四％、一方対照グループの参加率は五三％に過ぎない。これがバイアスの原因になっているのでは、というのだ。研究ではこれら不参加だった人たちにもインタビューをして不参加の理由を聞いている。すると、そもそも携帯電話を使用していない人たちが「自分には関係ないこと」と判断して調査に参加することを拒否しているケースの多いことが分かった。そうなると、参加率がより低い対照グループで携帯電話の使用者の割合が過度に多くなるというバイアスが生まれる。その結果は、見かけのリスクを実際のリスクより低くする方向に働く。そうしたバイアスの働きがリスクを五～一五％程度減少させているのではないかと推測されている。そうした場合、携帯電話の本当のリスクは、五～一五％上昇することになり、最大ヘビーユーザーのリスクはより大きくなることになる。

最も問題なのは、リスクの増加が見られたヘビーユーザーはこの研究段階では全体の一〇％にしか過ぎないが、現在では我々のほとんどがこのヘビーユーザーなみの通話をしているということだ。記者会見のブリーフィングの中でカルディス博士は、こう述べる。

「最大のヘビーユーザーとされるグループの累積通話時間は一六四〇時間だが、それを一〇年にならすと一日あたり三〇分の通話時間にしかならない。今日の携帯電話使用者、特に若い人たちの間では一日一時間以上通話している人がほとんどだろう」

より鮮明な影響を示すスウェーデン、ハーデル博士の研究

以上のようにインターフォン研究は、発がん性の確かさという点についてはあいまいな部分を残しつつも、もし発がん性が本当であった場合のその影響の大きさという面では極めて重要な示唆を与える結果となっている。

しかしＩＡＲＣの発がん評価で使われたヒトのデータが上記のインターフォン研究だけであっ

図４ ワイヤレス電話（携帯電話とコードレスフォンを含む）の使用と悪性腫瘍のリスク （ハーデル研究（2011）より抜粋）

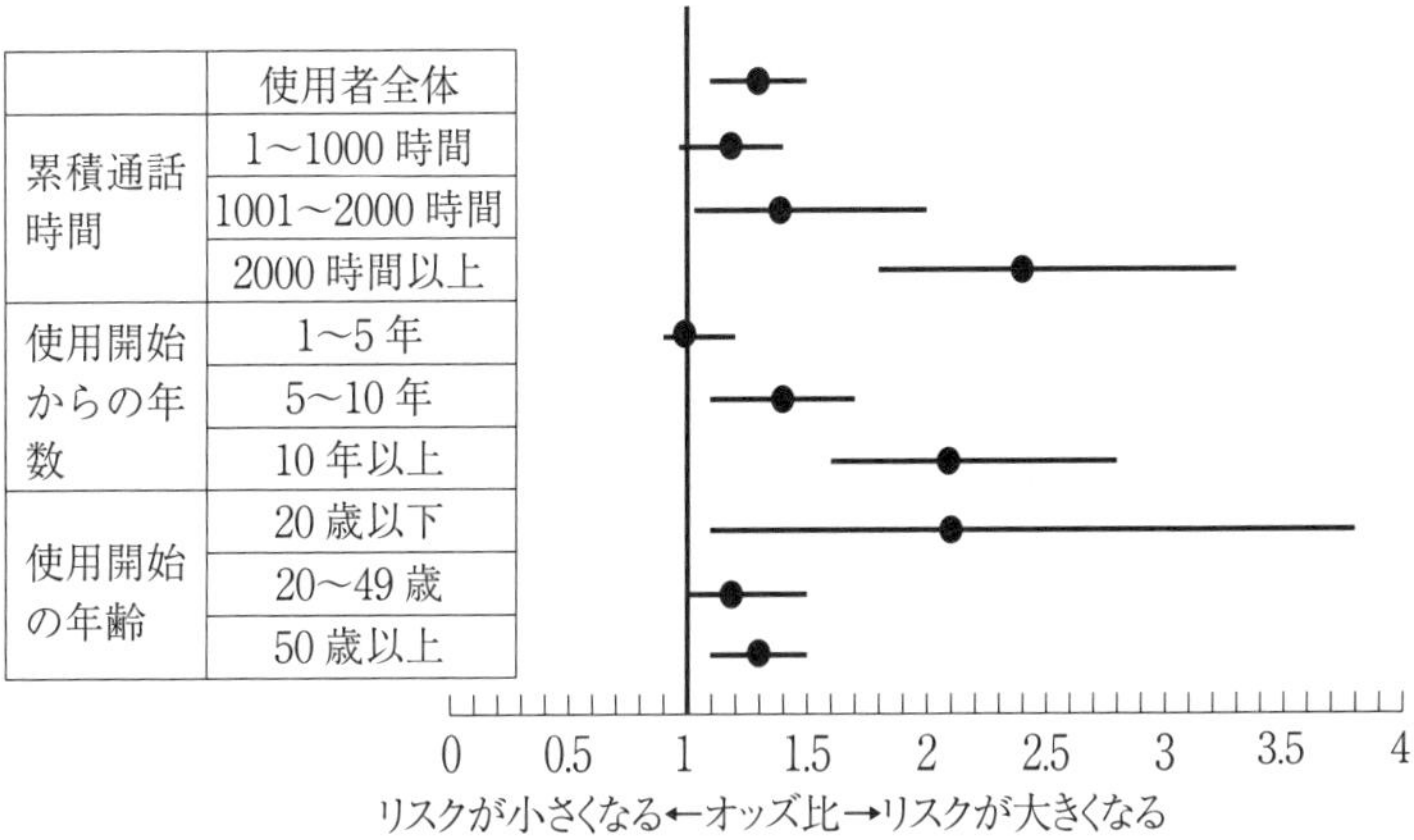

表４ ワイヤレス電話（携帯電話とコードレスフォンを含む）の使用と悪性腫瘍のリスク（ハーデル研究（2011）より抜粋）

	携帯電話の使用	症例	対照	オッズ比（注）	95％信頼区間
不使用者		524	1171	1	
使用者		727	1267	1.3	1.1 ～ 1.5
累積使用時間	1 ～ 1000時間	525	1052	1.2	0.98 ～ 1.4
	1001 ～ 2000時間	79	117	1.4	1.04 ～ 2.0
	2000時間以上	123	98	2.4	1.8 ～ 3.3
使用開始からの年数	1 ～ 5年	300	697	1	0.9 ～ 1.2
	5 ～ 10年	265	421	1.4	1.1 ～ 1.7
	10年以上	162	149	2.1	1.6 ～ 2.8
使用開始時の年齢	20歳以上	28	27	2.1	1.1 ～ 3.8
	20 ～ 49歳	415	746	1.2	1.02 ～ 1.5
	50歳以上	284	494	1.3	1.1 ～ 1.5

注）オッズ比は、性別、年齢、社会経済指標（SEI）で調整

たら、結果は2Bではなく3の「分類できない」となった可能性がある。

しかし、実はインターフォン研究よりもはるかに質の高い数々の疫学調査が発表されていた。研究を行なったのは、スウェーデンのオレブロ大学病院のレナート・ハーデル博士たちのグループだ。一九九七年から二〇〇三年にかけて、スウェーデン国内の六医療行政区の内四区（二〇〇〇～二〇〇三年は二区に限定）の地域がん登録センターに登録された、二〇～八〇歳の脳腫瘍患者の中で、情報に不備があるものを除いた、生存中の患者二四三七人（悪性腫瘍一〇〇八人、良性腫瘍一四二九人）を症例グループとして集めた。さらに最新の研究では、調査段階で死亡していた悪性腫瘍の患者四六四人も対象に加えた。それぞれ患者一人に対して、年齢と性別と地域でマッチングした健常者を人口登録名簿から、死亡している患者の場合、死亡登録名簿から抽出して選び対照グループとした。研究は悪性腫瘍と良性腫瘍に分けて行なわれている。

二〇一一年に発表された、悪性腫瘍とワイアレス電話（携帯電話と室内コードレスホンの両方を含む）との関連を調べた研究の結果だ（図4、表4参照）。

インターフォン研究では、リスクが増えていない単純に使用者と不使用者で分けた比較で、すでに悪性脳腫瘍のリスクが一・三倍で、統計的にも有意な差として現れている。

さらに蓄積通話時間で分けると、通話時間が増えるに従ってリスクが上昇している。また同様の相関関係は、使用開始からの年数でも観察されており、より因果関係があると判断できる根拠となっている。

さらにハーデル博士の研究では、使用開始の年齢でも分類しており、使用開始の年齢が低いほどリスクが高いということがわかる。ちなみにここでは二〇歳以下で使用を開始した場合のリスクは二・一倍にすぎないが、これを携帯電話だけに限定して、悪性腫瘍の種類を星細胞腫に限定すると、リスクは四・九倍にまで跳ね上がっている。

もしハーデル博士たちが示しているリスクの上昇が、本当の因果関係を示しているとしたら、その影響度はどれくらいになるのだろうか？　ハーデル博士の別の研究では、携帯を使用していて脳腫瘍を発生させた人たちの中で、携帯電話が原因である割合（寄与割合という）は一六・八％だと推定されている。つまり、六人が脳腫瘍にかかると、その中で一人は携帯を使用しなければ脳腫瘍にかからなかったということになる。このリスクは控えめなもので、発がんのプロセスの潜在期間を考慮すると、この割合は今後増える可能性もある。しかし少なくとも、現時点でもこの程度の定量的なデータを提出できるほどの蓄積はあるのだ。

ＩＡＲＣ作業部会では何が話し合われたのか

では二〇一一年五月二三日から三〇日にかけて開催されたＩＡＲＣの作業部会ではどのような話し合いがなされたのか。

先ず最初の段階としては「曝露評価」「ヒトでの疫学データ」「動物実験データ」「メカニズム」の四つの小グループに分かれてそれぞれのデータの評価が行なわれた。

ヒトの疫学調査として評価されたのは一件のコホート研究と五件の症例対照研究。コホート研究はデンマークで一九八二年から実施されている。一九八二年から一九九五年の間にデンマーク国内にある二社の携帯電話会社と契約関係があった四二万人を追跡し、そのグループでの脳腫瘍の発生率と、国内全体の脳腫瘍の発生率と比較するというもので、有意な差はないということになっている。少し前にも述べたが、一九九五年以降も携帯電話はデンマーク国内で急速に普及していった。その結果、このコホート研究では、本当に曝露グループと非曝露グループを比較しているのか分からなくなってしまっているのだ。作業部会ではこうした誤分類の問題が大きすぎるとして情報価値が少ないと評価した。

また五件の症例対照研究のうち、二〇〇〇～二〇〇三年に発表された比較的初期の研究は、曝露グループの曝露量が少なく、携帯電話の使用期間も短いため、同様に情報価値は少ないと評価された。結局まともな評価に耐える研究は、先に述べたインターフォン研究とスウェーデンのハーデル博士たちによる一連の研究だけとなった。この二件の疫学調査を評価した結果、確かに過去の携帯電話使用情報の思い出し方でのバイアスや、調査対象者の参加率の違いによるバイアスの可能性はあるが、観察された相関関係はそれらのバイアスだけで説明できるとは判断されず、携帯電話からの電磁波の曝露と脳腫瘍、特に神経膠腫と聴神経鞘腫については、因果関係がある

表5　ヒトにおける試験の評価

十分な証拠がある	因果関係が証明された可能性。バイアスおよび交絡が妥当な信頼性をもって排除された
証拠が限られている	因果関係の解釈は信頼できる可能性、バイアスまたは交絡を排除できなかった
証拠が不十分である	試験により因果関係に関する結論が得られない
発がん性がないことを示唆する証拠がある	全曝露レベルをカバーする複数の適切な試験において、観察したどの曝露レベルでも正の相関が認められないという点が共通している。 結論は検討した発がん部位および条件に限定される

表6　実験動物におけるバイオアッセイの評価

十分な証拠がある	以下のいずれかにより因果関係が証明された ・複数の肯定的な結果（GLPの生物種、試験、性別） ・単一の異常な結果（頻度、部位／種類、年齢、他部位）
証拠が限られている	発がん作用を示唆するデータがある。（しかし、例えば単一試験、良性腫瘍のみ、促進活性のみ、など）
証拠が不十分である	試験により発がん作用に関する結論が得られない
発がん性がないことを示唆する証拠がある	2生物種以上での適切な試験において、当該物質が発がん物質ではないことが示された。 結論は検討した生物種、腫瘍部位、曝露時の年齢・条件および曝露レベルに限定される。

可能性があると評価された。

そこで、ヒトでの証拠での評価基準と照らし合わせて「限定的証拠がある」という評価結果となった。

動物実験については、四〇件以上の研究を評価したが、普通の長期発がん試験では、いずれも腫瘍の発生は報告されていない。しかし腫瘍を発生しやすく遺伝子改変した動物実験で、一二件中二件、また他の遺伝毒性発がん物質との組み合わせで電磁波を曝露させた六つの実験のうち四件で、がんの発生が増加したことなどが評価された。

その結果、動物実験での証拠の評価基準に照らして、発がん性を示唆するデータがあるとして「限定的証拠がある」と評価された。

メカニズムについては、遺伝毒性や免疫機能への影響、遺伝子やたんぱく質の発現、細胞間の情報伝達など、がん発生のメカニズムに関する研究が評価され、いくつかの研究では電磁波の影響が確認されたものの、発がんに関するメカニズムとしては、「弱い証拠」という結論に達した。

最終的に作業部会では、ヒトの疫学データで「限定的証拠」、動物実験での「限定的証拠」を組み合わせて、「ヒトに対して発がんの可能性がある」というグループ2Bに分類することがメンバーの大多数によって支持されたということになった。

専門家の公正中立性を確保するルールとは

実はこのＩＡＲＣのワーキンググループ（作業部会）が開催される直前に、疫学研究の大御所であるスウェーデン・カロリンスカ研究所のアンダース・アールボム博士が突如委員のリストからはずされる、という事件がおきた。カロリンスカ研究所はノーベル賞の選考委員会もある名門の医科大学で、アールボム博士も世界的に著名な疫学者だ。

携帯電話の発がん性に関しては、インターフォン研究のスウェーデン研究のリーダーでもある。彼は長期ユーザーで脳腫瘍の発生率に増加が見られたにもかかわらず、それはバイアスによるものであるという意見で、一貫して携帯電話は安全という見解を示してきていた。

ＩＡＲＣでは二〇〇〇年くらいから、様々な発がん物質を評価する際の評価委員となる外部専門家が、じつは関連企業の研究であったり、コンサルタントであったりというケースが多く発覚し、外部からの批判を受けていた。そこでＩＡＲＣは二〇〇四年に委員の選定にあたり、新たなガイドラインを作り透明性を増すようにしている。

具体的には、
(1)事前に審査員候補から関連企業・業界との経済的関係を申請してもらいＩＡＲＣ事務局がチェックする。
(2)利益相反の程度により、委員として依頼する、決定権のない外部参考人として依頼する、依頼しないに別れる。
(3)会議の開始時に、最新状況の報告。
(4)委員の利益相反は、モノグラフの一部として公開される。
といった内容だ。

アールボム博士の場合、二〇一〇年に親族と、ベルギーの首都ブリュッセルにＥＵ域内の情報通信企業のために、域内の通信規制などについてのコンサルティング会社を立ち上げ、役員に就任していた。

ＩＡＲＣの発がん評価の会議では委員選考に際して、委員候補は、情報通信企業との利害関係（雇用関係、寄付金・研究費の受託、株、特許権など）の有無について申告書を提出する必要がある。アールボム博士は、自身が通信コンサルタント企業の役員であることを申告していなかったが、後に発覚し問題となった。ＩＡＲＣとしては、最終的な投票権のない専門参考人的立場での出席を依頼することになったが、面目をつぶされた形になったアールボム博士は、会議に出席しなかった。

アールボム博士の欠席が審議に与えた内容については、確かな確証はないものの、マイクロウエーブニュースによれば、多くの委員の意見は「最終的には同じ評価結果になっただろうが、もっと意見が分かれただろう」というものだ。

ＩＡＲＣでも、利益相反への対策の有無が、一般の人たちからの信頼を獲得できるかどうかの条件になっている。その点から日本を見た場合、省庁により対応に差が出ているのが実情だ。厚生労働省では、インフルエンザ治療薬タミフルの副作用を審議した際に、厚生労働省の委託研究を行なっていた研究者が、輸入元の中外製薬から資金提供を受けていた問題をきっかけに、医薬品の審議に関して、利益相反への対策が出された。食品問題に関して、ＢＳＥの問題をきっかけに食品安全委員会が設置され、食品のリスク評価が独立した。食品安全委員会の独立性に、職員の多くが農林水産省や厚生労働省からの出向者であるなどの点で、疑問がもたれるものの、少なくとも利益相反の監視と審議過程の透明性の確保はされるようになった。

またいわゆる原子力関係の分野についても、福島第一原発事故をきっかけとして、利益相反の対策と情報の公開は、急速に進んできている。

最後に唯一残されているのが、総務省の電波村とも言うべき総合通信基盤局を中心とした電波利権をめぐる事業者・研究者・官庁の癒着だ。

電波の安全性の研究事業を監視する「生体電磁環境に関する検討会」では、利益相反は全く機能しておらず、議事録も抄録だけで誰が何を言ったかの記録に残らない。傍聴は一応できるが録音機材は持ち込み禁止という、いかにも時代錯誤のルールを出している。委員の公正中立性はチェックされず、議事録の公開は不十分、外部の傍聴にも制限をかけるような検討会の運営で、誰から信頼されると思っているのだろうか？

電磁波の健康リスクへの対策は？

以上のように、携帯電話の電磁波の発がん性がＩＡＲＣで2Bグループである「発がんの可能性あり」に分類された背景には、これまでの研究の積み重ね、特にヒトの疫学調査でのデータの積み重ねがあることがはっきりした。ＩＡＲＣの評価でヒトでの証拠が重視される理由には、ネズミやウサギなどの動物ではなく、ヒトでの発がん性を調べるのが目的だからということがある。しかしそれだけでなく、動物実験と違ってヒトの疫学調査という実際の曝露状況を調べた調査の場合、そこで影響が観察されるということは、実社会で被害が起きていることを意味するという点も大きいだろう。IARCは科学的評価の中立性を維持するため、あえて評価基準を「証拠の確かさ」での分類にとどめている。また規制や法制化などリスク管理については口を出さないと決めている。それは各国政府の責任において行なうべきだと言っている。

その点について、総務省がIARCの発表を受けて改定した「電波と安心な暮らし　知っておきたい身近な電波の知識」という一般向けのパンフレットの中ではQ&Aの項目で「IARCの「発がん性があるかもしれない」という分類に基づいて、携帯電話に関してより厳しい規制を導入するなどの対策をとるべきではないか」という質問に対して、「総務省では、科学的な調査・研究に基づき、携帯電話の規制値を定めており、市販されているすべての端末はこの値以下になっています。（中略）現在のところ、これを**下回るレベルの電波による健康への悪影響について明確に示した科学的根拠はありません。またIARCの評価は定量的なものでも、がんのリスク情報を立証したものでもないことから、現時点において、規制をより厳しいものとすることは適当でないと考えます**」と規制値の変更には否定的な見解を示している。

では「定量的な評価は誰が行なうのか」「がんのリスク情報の立証とは何を指すのか」については何も示していない。IARCによれば、そうした作業はIARCが提示した情報に基づいて各国政府が行なうべき仕事なのだ。

ただ「規制値以下であっても、携帯電話を長期間使用した場合のリスクについてすべてが解明されたわけではありませんので、心配される場合には、通話時間を抑える、ハンズフリー機器を使用する、通話の代わりにメールで済ませる、通話の状態が悪いときにはできるだけ通話しないなど、各個人がそれぞれの事情に応じて適切と思う対策をとることが適当と考えます」と個人個人が対策をとることは否定していない。

しかし曝露低減をすべて個人の努力に押し付けて、「もし心配ならば、提言しておけばいいんじゃない」という言い方は、国民に対して無責任と言わざるを得ない。

国が自らなにもするつもりがないことは、そのあとのＱで「少しでも健康への影響が小さくなるよう、携帯電話端末をＳＡＲが小さなものに買い替えようと思うのですが……」という質問に対する答えとして、「（中略）市販されている端末はすべて安心して使用することができます。（中略）通信の状態によって電波の強さは大きく変わり、公表されている局所ＳＡＲが大きな端末は、それが小さい端末と比較していつも強い電波を出しているわけではありません」と指摘している点からもわかる。

市民は市民として曝露を低減するための対策をとるが、国は国で企業は企業で、国民の曝露低減の努力をすべきではないのか？　確かにはっきり定量的にこの値以下なら安全という線を引くのは難しい。しかしそうした不確実な状態でも、個人ができないことで、国ができることは山ほどある。もっとも簡単なことで、すべての携帯電話にイヤホンマイクをつけることを義務付けることだ。発がん性の可能性を指摘するヒトでの疫学調査のデータをもとにすると、携帯電話端末を頭から離すことは、明らかにリスクの低減になる。また企業でもイヤホンマイクを快適に使えるようなデザインの開発なども必須だ。

またパンフレットでは、基地局や放送局の電波についても発がん性はありますか？　という質問に対して、「(今回のＩＡＲＣの評価は)、携帯電話端末などを体の近くで使用した場合の発がん性の限定的な証拠に基づくものです。その過程で、基地局や放送局からの電波についての発がん性の証拠は不十分であると評価しています」と回答している。そこでは「証拠は不十分」という部分をどう評価するかが重要だ。携帯電話端末の電磁波を強く曝露している頭部でのがんでより証拠は強いということだが、ある意味、携帯電話の普及により多くの人たちの脳の一部に局所的に電磁波が曝露されるという特殊な条件ができた結果、ヒトでの発がん性が疫学調査で発見できるようになったといえる。

一方、全身にわたり比較的弱い電磁波が恒常的に曝露し続けた場合の発がん性については、職業曝露であっても携帯電話の影響ほど明確な結果を出せていないのが現状だ。しかしこれは携帯端末が危険で、中継基地局が安全という意味では決してない。携帯電話端末から局所的に強い電磁波の曝露で発がん性が示されるとしたら、同じ種類の中継基地局から曝露する偏在的な比較的弱い電磁波の曝露についても、それなりに発がん性があると考えるのが自然だ。テレビやラジオ局の放送タワーの周辺でがんの発生率が増えるという疫学調査も存在するのは事実だ。

そうだとしたら、ＡＬＡＲＡ（合理的で達成可能な範囲でできるだけ低く）という原則を電磁波にも適用すべきではないか？　このＡＬＡＲＡ原則については福島第一原発の放射能汚染事故以来、「合理的達成可能」という意味が、社会的コストを配慮して、被ばく限度を甘くする理由に使われてしまいすっかり信用をなくしてしまった。しかし本来の意味は、科学的不確実なリスクの状況で社会的合意ができ、かつ技術的に達成可能な範囲で曝露をできるだけ低減しておこう、という趣旨のものだ。それに従えば、より電磁波の少ない携帯電話の端末、イヤホンマイクなど装備の標準化、中継基地局の企業間での共有化による総出力の低減など、様々な政策が可能になる。

第四章　海外ではどう反応し、どう対処したか

矢部　武

二〇一一年五月三一日、WHO傘下の国際がん研究機関（IARC）は、「携帯電話から出る電磁波（高周波電磁波）は発がん性があるかもしれない」とし、発がんリスク五段階の三番目にあたる「2B」に分類した。これに後押しされる形で、米国や欧州では「現行の安全基準では人々の健康と安全を守れない」と見直しを求める動きが高まっている。一方、携帯電話業界は高周波電磁波が「2B」に分類されたことに危機感をもったのか、「逆襲」とも思えるような動きに出ている。

米国携帯電話業界の反応

米国の携帯電話業界団体CTIA（セルラー通信・インターネット協会）は、IARCの「2B」発表が行なわれた直後、次のような声明を出した。

「これはIARCの発がんリスクの分類のなかではコーヒーやピクルスと同じであり、携帯電話ががんの原因になるということは意味しない。IARCが評価分析した研究調査にはバイアスなどの問題などがあり、証拠は限定的だ。IARCの作業グループは新しい研究調査を行なったのではなく、過去に発表された研究を分析評価しただけである。連邦通信委員会（FCC）はこれまでの科学的証拠の評価にもとづき、〝高周波電磁波ががんの原因になるという科学的な証拠はない〞と結論づけている。また、米食品医薬品局（ＦＤＡ）も〝これまで示された科学的証拠は高周波電磁波と健康被害の関連を結論づけるものではない〞としている」

ＣＴＩＡはメディアや一般の人々に向けて、「ＩＡＲＣの決定にたいした意味はない。携帯電話は今まで通り安心して使用できる」とのメッセージを伝えたかったのかもしれないが、この声明は事実を歪曲し、携帯電話業界に都合よく書かれていたことは否定できない。

例えば、「発がんリスクにおいてコーヒーやピクルスと同じ分類だ」と強調するが、実際、コーヒーは膀胱がんのリスクを高め、ピクルスは化学調味料などの添加による発がんリスクが指摘されている。

また、ＩＡＲＣの作業グループが評価分析した携帯電話使用と脳腫瘍に関する疫学調査には、たしかに統計的なバイアスなどがみられた。しかし、ＩＡＲＣは「バイアスなどの問題があるというだけで、累積使用時間が一六四〇時間を超えた人や長期使用者などのグループの脳腫瘍リスクが高まったことを無視できない」として、「証拠は限定的だが、発がんの可能性がある」と分類したのである。つまり、「発がん性があるかもしれないから、注意しなさい」という意味であり、「証拠が限定的だから、問題はない」ということではない。

ＣＴＩＡはその後も何事もなかったかのように、「携帯電話の健康影響を示す科学的証拠はない」と主張し続け、「コーヒーやピクルスなどと同レベルで問題ない」とのメッセージをメディアやブログなどで大々的に流している。ＷＨＯの「２Ｂ」分類による悪影響をできるだけ少なくするのが狙いと思われるが、これは「携帯電話業界の逆襲」とも言えるような動きである。

携帯電話など無線通信関連の三〇〇以上の事業者が参画するＣＴＩＡ（一九八四年設立）は、米国の政府やメディアなどに対して大きな影響力を持つ。同広報部によれば、ＣＴＩＡは米国商務省の協力を得ながら、毎年トレードショー（産業見本市）を開催し、無線通信業界の新製品、サービス、技術などを展示している。二〇一〇年一〇月、サンフランシスコで行なわれたトレードショーには一〇〇〇以上の出品者が参加し、世界一二五カ国から四万人を超える来場者でにぎわったという。

私はＣＴＩＡ広報部にＷＨＯの「２Ｂ」分類についての見解を尋ねたが、担当者は前述の声明内容を繰り返しただけだった。

ＣＴＩＡの声明のなかにも記されているが、米国で高周波電磁波の規制管理を行なっているのは、米食品医薬品局（ＦＤＡ）と連邦通信委員会（ＦＣＣ）である。

ＦＤＡは携帯電話の使用者（消費者）の健康と安全を守る役割を担い、高周波電磁波の曝露制限値などに問題があると判断した場合は、安全対策を講じる責任と権限を持つ。つまり、携帯電話会社に対し、高周波電磁波の健康リスクの告知、商品の回収・修理・交換などを求めることができる。

ＦＣＣは高周波電磁波の曝露制限値などを設定し、執行する機関である。例えば、単位質量の人体組織に単位時間内に吸収される電磁波の熱量をＳＡＲ（比吸収率）というが、ＦＣＣは携帯電話などから出る高周波電磁波が人体に害を及ぼさないようにSAR値を二・〇W／kg以下に設定している。しかし、この制限値では携帯電話使用者の健康を守るのに不十分だとし、見直しを求める研究者は少なくない。

私が取材した限りでは、FCCとFDAはWHOの「2B」発表が行なわれた後も、現行の曝露量制限値の見直しなどを含む新たな対応策は示していない。一方、連邦議会では三人の下院議員がすばやい行動を見せた。二〇一一年五月三一日（WHOの発表直後）、健康・環境問題、消費者保護などに積極的なアンナ・エシュー議員はヘンリー・ワックスマン議員らとともに、連邦議会の調査機関である会計検査院（GAO）に高周波電磁波の健康影響に関する研究調査をすべて集め、分析するように求めた。

エシュー議員の報道官は私の取材に対してこう説明した。

「この問題に関するすべての情報が連邦議会にきちんと提供されているか確認する目的もあります。私たちはGAOで集められた情報や分析結果をもとにさらなる研究調査が必要なのか、現行の安全基準を見直すべきなのかなどを検討します。また、消費者に十分な情報が提供されているかどうかも確認します。高周波電磁波の健康影響については情報が錯綜し、人々が混乱している可能性があるので、何が重要なのかをはっきりさせる必要があるのです」

三人の議員が見直しの必要があると判断し、それに同調する議員が増えれば、FDAやFCCに見直しを求める可能性はある。

安全基準の見直しを求める研究者

高周波電磁波の安全基準の強化を求める動きは研究者やNPOなどの間でも高まっている。WHOの「2B」発表から約二カ月後、二〇一一年七月二六日のことだ。ニューヨーク州立大学公衆衛生大学院のデビッド・カーペンター博士は、健康・環境などの保護活動をしているNPO〝健康を守る市民連合〟(CFH、本部:ワシントンDC)と共同で、「連邦通信法(FCA)七〇四条を見直すようにFCCに圧力をかけてほしい」とする書状を連邦議会宛に送った。FCAは一九九六年に制定され、高周波電磁波の曝露制限値などを規制したものだが、七〇四条は携帯電話基地局に関する安全基準を定めている。

共同提案者のホィットニー・セイモア元連邦検事は書状のなかで、「FCAの安全基準は約二〇年前の古い研究調査データにもとづいて作成されたもので、時代遅れだ。今や高周波電磁波の有害性を示す証拠はたくさん出ている。米国議会はFCCに対し、最新の科学的調査を反映した携帯電話基地局の安全基準を作り直すように緊急に求めるべきである」と述べている。

つまり、現行の安全基準は、高周波電磁波がモノを加熱する熱作用による健康被害(白内障、網膜障害、睾丸細胞障害など)だけを考慮して作成されているので見直す必要があるということ。そして、加熱するほど強くない微弱な高周波電磁波の曝露による非熱作用でも(携帯電話や基地局アンテナなどから出る電磁波の多くはこれにあたる)、遺伝子損傷、脳腫瘍、白血病、頭痛、免疫低下などの原因になりうるとする研究調査がたくさん発表されているということだ。

そのなかには携帯電話を累計一六四〇時間以上使うと神経膠腫のリスクが一・四倍になるとするインターフォン研究(世界一三カ国で実施した国際共同症例対照研究)や、一〇年以上の長期使用者の神経膠腫のリスクが三・三倍になったとするスウェーデンのレナート・ハーデル博士の調査なども含まれるが、ＩＡＲＣはこれらの調査結果も評価した上で高周波電磁波を「２Ｂ」に分類したのである。

だからこそ、セイモア氏やカーペンター博士は非熱作用による健康影響も考慮してＦＣＡ七〇四条を見直すべきだ、と主張しているのだ。公衆衛生の研究者で医師でもあるカーペンター博士は、「研究者としては決定的な証拠が出るまで研究を続けるべきだと思うが、医師としてはそれまで待つのではなく、早めに予防対策をとるべきだと考える。高周波電磁波は公衆衛生の緊急問題であり、政府は国民の健康を守るために一刻も早く行動すべきだ」と訴える。

私はカーペンター博士に九州の宮崎県延岡市で携帯電話基地局の周辺住民が健康被害を理由に訴訟を起こしていることを告げると、博士はかつて九州大学の研究者と水俣病について共同研究したことがあると話してくれた。博士が電磁波問題で予防原則を重視するのは、「被害が拡大してから、対策を取るのでは遅すぎる」という水俣病のケースから学んだ教訓も大きいという。そして、「延岡市の裁判で基地局の電磁波と住民の健康被害の因果関係が認められれば、世界のモデルケースになるだろう」と期待を寄せた。

米国では「携帯電話が原因で脳腫瘍になった」、「携帯電話会社は健康リスクを認識していたにもかかわらず、告知義務を怠った」などとして、関連会社を訴える訴訟はこれまでに十数件起きている(私が取材した限り)。しかし、基地局の周辺住民が健康被害を受けたとして訴える訴訟はほとんど聞かない。

CFHのジム・ターナー代表はその理由を、「FCA七〇四条が〝健康被害を理由に周辺住民が苦情を申し立て、携帯電話基地局の設置に反対することはできない〟と規定しているからではないか」と説明する。

マクドナルドのコーヒーが熱すぎて火傷したとして訴えるような「訴訟大国」の米国で、携帯電話基地局の健康被害をめぐる訴訟がほとんど起きていないというのは不思議な話だ。それだけFCA七〇四条が効果をあげているということかもしれない。しかし、全米各地で携帯電話基地局の周辺住民の健康問題が深刻化し、これ以上放置できない状況になってきた。

大学内の基地局と「がんの集団発生」

カリフォルニア州のサンディエゴ州立大学(SDSU)の大学院生だったリチャード・ファーバーさん(二八歳)は、二〇〇八年三月に神経膠腫(悪性脳腫瘍)と診断され、七カ月後に亡くなった。その三年前に入学して政治学修士号を取得した後、弁護士をめざして法科大学院に入るための勉強をしていた。その彼が、なぜ死ななければならなかったのか。

コロラド州に住む母親のバージニアさんは息子が脳腫瘍と診断される二年くらい前から、体調の変化に気づいていた。彼のアパートを訪ねると、いつも疲れたような顔をしてソファーに横たわっていることが多かったからだ。病院に行ってきちんと検査を受けるように話したが、勉強に追われて延び延びになってしまったようだという。

バージニアさんは息子を失った悲しみに打ちのめされながらも、彼がなぜ脳腫瘍になったのかについていろいろ調べた。SDSUに何度も電話し、コロラド州からカリフォルニア州の大学まで車を運転し、息子の担当だった教員と会い、クラスメートやガールフレンドとも話した。そして、SDSUでは息子を含め六人ががんと診断され（一人は九三年、五人は二〇〇八年以降）、五人は亡くなっていることがわかった。しかも、六人のうち五人は脳腫瘍である。

さらに驚きだったのは、がんになった六人ともキャンパス内の同じ建物の教室で教えたり、学んだりして多くの時間を過ごしていたことだ。

息子が多くの時間を過ごしたのはナサターホールという建物の一三一号室だったが、六人ともナサターホールとその隣の建物をよく利用していたことがわかった。そして、ナサターホールから七〇メートルくらいの所にある建物の屋上に携帯電話の基地局アンテナが設置されていることもわかった。バージニアさんは二〇〇九年一〇月に撮ったという、その基地局アンテナの写真を見せてくれた。この頃から大学側は彼女の質問や問い合わせに一切答えなくなってしまったという。

私は大学側に取材を申し込み、グレッグ・ブロック広報担当者と電話で話した。

「ＳＤＳＵで『がんの集団発生』が起こり、キャンパス内に設置された基地局アンテナが原因ではないかとの指摘が出ていますが？」と質問すると、ブロック氏はこう答えた。

「当キャンパスに設置されている携帯電話の基地局アンテナや、高速無線通信用アンテナなどはすべてＦＣＣが定めた安全基準を守っています。ナサターホールから約七〇メートル離れた所にある建物の屋上の基地局アンテナから出る電磁波レベルを測定したが、問題ありませんでした。大学では専門会社を雇い、ナサターホールと隣の建物のメインテナンスに問題はないか、教室に発がん性物質などはないかなども調査しました。アスベスト、ＰＣＢ、鉛塗料などの検査をしたが、〝有害性はない。さらなる検査は必要ない〟ということでした。キャンパス内は安全ですので、ナサターホールの一三一号室は今でも使用しています」

ブロック氏はこの後、私の質問にメールで対応したが、「ナサターホールと隣の建物を使用していた学生・教職員六人ががんになった」ということに関しては、「学生、教職員に関する個人情報は明らかにできない」と回答を拒否した。私はバージニアさんから得た情報をもとに六人の名前やがんの診断時期などのリストをメールで送り、「もし間違いがあれば指摘していただきたい」とお願いしたが、ダメだった。

それでもＳＤＳＵ側は、「がんの集団発生」が起きたとされる建物の発がん性物質の検査などを実施しているので、この問題を真剣に受け止めていることは間違いなさそうだ。

それと、ＳＤＳＵにはＡＴ＆Ｔ、ベライズン、Ｔモービル、スプリントなど大手携帯電話会社の基地局が二一カ所も設置されていることが確認できた。十数年前と比べてキャンパス内の基地局の数はほぼ倍増しているという。また、ナサターホールから約七〇メートル離れた建物には携帯電話の基地局アンテナだけでなく、高性能無線研究・教育ネットワーク（ＨＰＷＲＥＮ）のアンテナも設置されていることもわかった。ＨＰＷＲＥＮは大学内やその周辺に高速無線通信システムを提供しているが、このアンテナからも高周波電磁波が放出されているのだ。

ＳＤＳＵは「これらのアンテナは政府の安全基準を守っているので問題ない」と言い切るが、先述したようにこの基準は電磁波の非熱作用による健康影響を考慮しないで作成されたものである。

ＳＤＳＵで発生したがんと基地局アンテナとの関連について、はっきりしたことはわからない。しかし、デビッド・カーペンター博士はこう指摘する。

「『がんの集団発生』の問題に対応するのは対象人口が少ないこともあって難しいが、私はまずどんながんが発生しているかに注目する。高周波電磁波を曝露した場合は脳腫瘍、聴神経腫、白血病、耳下腺腫瘍などのリスクが高まると考えられている。ＳＤＳＵでは六人ががんになり、うち五人が脳腫瘍だとすると（バージニアさんの情報が正しいとして）、高周波が関連している可能性は高いと思う。脳腫瘍は毎年約四万人に一人しか発症しない稀な病気とされており、それが一カ所に五人も集中的に発生したとなれば単なる偶然とは考えにくいからです。」

全米各地で基地局による健康被害が急増

サンディエゴから北へ約九〇〇キロメートルのカリフォルニア州マリン郡でも、携帯電話基地局による健康被害の苦情が急増している。

二〇〇八年五月、マリン郡のタムバレー地区に住むヘレナ・ジョーンズさん（七一歳）は口腔内にできる唾液腺嚢胞性がん（以下、唾液腺がん）と診断された。半年後に摘出手術を受けたが、その後もしばらくの間、吐き気などの副作用を伴う放射線治療も受けた。腫瘍はなんとか治癒したが後遺症で耳がよく聞こえなくなり、元に戻らないという。私との取材でも質問を聞きとるのが大変そうだった。

ヘレナさんは唾液腺がんと診断されるまで特に気にかけていなかったが、実はその六、七年前から耳のあたりに不快な感じ（違和感）はあった。でも当時小学校の教員として超多忙な生活を送っていたので、病院で診てもらうことはしなかったという。

考えてみると、六、七年前というのが少し気になる。二〇〇一年にヘレナさんの家から十数メートルの所にS社の基地局アンテナが三本設置された時期と重なるからだ。しかも、その数百メートル先には一九九六年から、別のT社の基地局アンテナが六本設置されていた。つまり、彼女の自宅から数百メートルの範囲内に基地局アンテナが九本も設置されており、相当量の電磁波を曝露していた可能性がある。

ヘレナさんが唾液腺がんを宣告された翌年には、夫が前立腺がんと診断された。彼女は夫といろいろ話しながら、近くの基地局アンテナが関係しているのではないかと疑い始めた。二人は二ブロック先に住むキム・レーゴさん（三〇代後半）らといっしょに、数百メートル以内の住民に簡単な聞きとり調査をした。その結果、他にも健康被害をかかえた住民が少なくとも五人いることがわかった。

そのなかの一人は、数年前に脳腫瘍で亡くなっていた。それからひどい発作と脳の腫れ（脳膨張）に苦しめられている六〇代後半の女性は、自宅の一階から二階の部屋に移ってから症状がひどくなったという。単なる偶然かもしれないが、二階の部屋と同じくらいの高さに基地局アンテナが立っているのは少々気になる。以前は借家人（三〇代の男性）が二階の部屋に住んでいたが、その人も彼女と同じような症状を訴え、家を出て行ってしまったという。

前述のレーゴさんは約一〇年前にサンフランシスコからマリン郡に移ったが、彼女には今のところ健康被害は出ていない。しかし、これからどうなるかわからないし、地域住民のとくに電磁波に脆弱とされる子どもたちの健康が心配になり、基地局問題に取り組み始めたという。

そして二〇一〇年に入り、新たに携帯電話会社のA社がこの地域に基地局アンテナ設置を計画していることがわかった。ヘレナさん夫妻やレーゴさんはすぐに計画中止を求める署名活動などを始めた。「数百メートルの範囲内にすでにS社とT社の基地局アンテナが六本も立っているのに、これ以上増えたらどうなるかわからない」という不安が住民の間に広がった。

人口約二五万のマリン郡は、「乳がんの発生率が全米一高い」ことで有名だ。レーゴさんは「だからこそ、地域内の携帯電話基地局の健康影響に対する住民の意識は高い。とくにWHOの『2B』発表後、人々の関心はどんどん高まっています」と話す。

レーゴさんら住民六、七〇人が反対集会を開き、強く抗議したことで、A社はいったん引き下がる素ぶりを見せた。しかし、その後すぐに強気に転じ、強硬な姿勢を崩していないという。

レーゴさんらは地元の市会議員などにも、「消防署の建物の屋上に基地局アンテナが設置されれば消防士だけでなく周辺住民の健康もリスクにさらされる。どうか設置しないようにしてほしい」とお願いした。

実は全米各地の消防署では十数年前から、敷地内に設置された基地局アンテナによる消防士の健康被害が大きな問題になっている。会員約三〇万人をかかえる全米最大の消防士団体、国際消防士協会（IAFF、本部：ワシントンDC）は二〇〇四年八月、「低レベルの高周波電磁波曝露が消防士の健康に無害であると科学的に証明されるまで、消防署の建物に携帯電話の基地局アンテナ／タワーを設置することに反対する」との声明を出した。

しかし、この声明には強制力はないため、各地の消防署は基地局アンテナを設置させるかどうか独自に判断できてしまう。そのため、レーゴさんらの地域のタムバレー消防署も基地局アンテナの設置に前向きだという。財政赤字に苦しむ自治体が多いなかで、基地局設置によって携帯電話会社から受け取る賃料は貴重な収入源になっているようだ。しかし、それによって健康被害を受けるのは基地局が設置される建物で仕事をしたり、寝泊まりしたりする現場の消防士たちなのだ。

消防署に設置された基地局アンテナの恐怖

医療ソーシャルワーカーのスーザン・フォスターさんは二〇〇三年、カリフォルニア州カーピンテリア（ロサンゼルスの北）の消防署で、消防士の健康被害に関する調査を始めた。その数年前に基地局タワーが設置されて、健康被害を訴える消防士が急増したからだ。

フォスターさんは神経毒性学を専門とするグンナ・ハウザー医師と共同で、健康被害を訴える消防士の脳神経を五年間継続的にスペクト検査した。その結果、物事に反応したり決定したりする脳機能に異常が認められる人が少なくないことがわかった。火災や災害などの現場ですばやい反応、判断が求められる消防士にとって、これは重大な問題になりかねない。

フォスターさんは言う。

「九・一一同時多発テロ事件では多くの消防士が命がけで救助活動を行ない、約三五〇人が亡くなりました。社会のために消防士がいかに勇敢な仕事をしているかを私たちはよく認識しなければなりません。消防署の建物に基地局が設置されるようになってから、頭痛、睡眠障害、集中力欠如、反応時間の遅れ、免疫機能低下などを訴える消防士が増えています。こんな状態では仕事にも集中できないし、社会にとっても大きなマイナスです。消防士が現場ですばやい反応、決断ができなければ大変なことになりますよ」

フォスターさんが消防署の基地局問題に取り組み始めたのは一九九九年のことだ。当時、彼女が住むランチョサンタフェ市（サンディエゴの北）の消防署に基地局アンテナが設置されることになり、周辺住民が健康影響を心配していた。彼女は医療ソーシャルワーカーとして無視できないと考え、いろいろ情報を集めて調査し、問題の深刻さを認識するに至った。そして、健康影響を心配する消防士や周辺住民らと設置計画中止を求める運動を始めた。

住民たちは、消防署に基地局アンテナを設置するかどうかの決定権を持つ自治体に計画中止を求める嘆願書を送った。反対理由は周辺住民の健康影響の懸念ではなく、「消防署の建物の屋上に基地局アンテナを設置するのは建築安全上問題がある」ということにした。前にも述べたが、連邦通信法（FCA）の七〇四条に「携帯電話基地局の設置に関し、周辺住民が健康影響を理由に業者や自治体に苦情を申し立てたり、計画中止を求めたりできない」と規定されているからだ。

住民たちが激しい反対運動を展開した結果、基地局アンテナを設置しようとしていた携帯電話会社のうち一社が計画を取りやめた。その結果、当初は二四本設置される予定だったアンテナが四本に減った。フォスターさんは四本を設置する携帯電話会社に対し、「設置された後に消防士の健康影響の調査を継続的に行なう」ことを告げた。すると、その会社は電磁波曝露をできるだけ少なくするタイプの基地局アンテナに変更したという。

この反対運動をきっかけにフォスターさんの名前は全米の消防署に知れ渡り、基地局アンテナによる健康被害を訴える消防士からメールが殺到するようになった。彼らの多くは、「自分は将来、がんで亡くなるのではないか」と本気で心配している。フォスターさんによれば、がんになる前に神経系統の症状を訴える人が少なくないことを考えると、消防士たちの心配は現実になる可能性があるという。

フォスターさんはいま他の専門家と共著で、消防士の健康被害と基地局アンテナの電磁波についての本を執筆中だ。彼女の祖父は米国労働組合の〝偉大な指導者〟とされるジミー・ホッファの顧問弁護士を務めていたというが、その反骨精神は彼女にも受け継がれているようだ。

彼女はいま、「人々が携帯電話基地局の電磁波による健康影響について苦情を申し立てることを禁止するのは、言論の自由に違反している」として、FCA七〇四条の見直しを連邦政府に求めている。

基地局と健康被害の関連を示した研究調査

このように基地局の周辺住民の健康被害の訴えが増えるなか、因果関係を示唆する研究調査が多くの国で発表されている。

ブラジルの国立ミナスへライス大学環境衛生工学部のアディルサ・ドーデ博士らの研究チームは、国内第三の都市ベロオリゾンテ市（人口二二五万八〇〇〇）で一九九六年～二〇〇六年にがんが原因で死亡した人と、周辺に設置された携帯電話基地局との関連について調査した。ベロオリゾンテ市ではその間に亡くなった人は二万二四九三人で、そのうちがん（部位も問わず）による死者は七一九一人だった。研究チームは基地局の高周波電磁波との関連が疑われるがんの死者を対象に、環境疫学手法を使って分析調査を行なった。

この調査報告書は二〇一一年七月の環境科学専門誌『サイエンス・オブ・ザ・トータル・エンヴィロンメント』に発表された。調査結果でとくに重要なのは、基地局からの距離が近づくにつれて周辺住民のがんの死亡割合が高くなっていることだ。例えば、一〇〇〇メートル以内の周辺住民の死亡割合は一万人あたり三二・七八人だが、五〇〇メートル以内は三四・七六人、四〇〇メートル以内は三五・八〇人、三〇〇メートル以内は三七・一二人、二〇〇メートル以内は四〇・二二人、一〇〇メートル以内は四三・四三人と高くなっている。

ベロオリゾンテには五五の大学、三三の病院、一九の地下鉄の駅があり、市の経済は主に商業、金融、不動産業などに依存している。携帯電話は人口一〇〇人に一二八台の割合で普及している。市街地には高い建物が多く、周辺には山もあるため、携帯電話会社は交信妨害が起きないように配慮して基地局を設置しているという。

研究チームはベロオリゾンテ市を九つの地域に分け、基地局の設置割合（市内の総基地局数に対する）とがんによる死亡割合の関連を比較分析した。その結果、基地局の設置割合が三九・六％と最も高いセントロスル地域では、死亡割合も一〇〇〇人あたり五・八人と最も高いことがわかった。一方、基地局の設置割合が三・八五％と最も低いノーザン地域では死亡割合は二・六六人と三番目に低かった。全体的に基地局の設置割合が高いと、死亡割合も高くなる傾向が見られた。

また、研究チームは市内の高周波電磁波のモニタリング（測定）をしたが、最も高かった数値は四〇・七八μW／cm²（電力密度）、最も低かったのは〇・〇四μW／cm²だった。国際非電磁放射線防護委員会（ＩＣＮＩＲＰ）やＷＨＯなどの国際機関は高周波電磁波の安全基準（曝露制限値）を一〇〇〇μW／cm²と定めているが、ベロオリゾンテ市の電磁波レベルはそれよりはるかに低い（最高値でも約二五分の一）。つまり、同市では国際的な安全基準を守っているにもかかわらず、携帯電話基地局の電磁波による健康被害が起きている可能性があるということだ。

そうなるとやはり、高周波電磁波の非熱作用による健康影響を考慮せずに作成された現行の安全基準は見直した方がよいのではないかということになる。

ブラジルの研究調査は基地局から自宅までの距離が近いほど周辺住民のがんによる死亡割合が高いことを示したが、それ以前に行なわれた他の国の研究調査でも基地局と周辺住民の健康被害との関連が示されている。

例えば、二〇〇二年に発表されたフランス国立応用科学院のロジェ・サンティニ博士の調査は、基地局からの距離が三〇〇メートル、二〇〇メートル、一〇〇メートルと近づくにつれて、住民の頭痛、睡眠障害、不快感、疲労感、めまい、うつ傾向、食欲不振などの健康影響を受ける頻度が高まることを示した。結論として、「電磁波曝露から健康を守るということで言えば、基地局は人の住む場所から三〇〇メートル以上離して設置するのが望ましい」と提言している。

二〇〇四年にはドイツのホースト・エガー博士が、ナイラ市の基地局の周辺住民約一〇〇〇人の発がんリスクを約一〇年かけて調査した結果を発表。それによると、基地局から四〇〇メートル以内に住む住民の発がんリスクはそれより離れた場所の住民の約三倍になったという。

同じく二〇〇四年、イスラエルのテルアビブ大学病院皮膚科のロニー・ウルフ、ダニー・ウルフ両医師は基地局周辺に三年から七年間住んだ六二二人の発がんリスクの調査結果を発表した。それによれば、基地局の三五〇メートル以内の住民の発がんリスクはそれより離れた所の住民よりも四・一五倍高いことがわかった。

さらに二〇〇七年には、英国のジョン・ウォーカー博士が基地局から四〇〇ヤード（約三六六メートル）以内の住民の間に脳溢血、高血圧症など重大な病気が多発しているとの調査結果を発表。基地局から九〇フィート（約二七メートル）しか離れていない学校では教職員三〇人の約四分の一が重大な健康被害をかかえていることもわかった。

これら一連の研究調査に対しては、「基地局の電磁波以外の発がん原因についての分析が不十分だ」、「調査対象者数が少ない」、「基地局周辺の電磁波の測定や住民の曝露状況などの調査がきちんとされていない」などの問題点も指摘されている。

ブラジルの調査でも執筆者自らが、「これは環境スタディのために集められたデータをもとに分析したもので、個々の調査対象者の遺伝子、生活習慣、食生活などの発がん性要素は考慮されていない」と、不十分な点があることを認めている。

とはいえ、これらの調査結果は基地局と周辺住民の健康被害に何らかの関連があることを示唆している。確かな科学的根拠を得るためにはより長期的かつ包括的な疫学調査が必要であろう。しかし、それまでの間、予防原則を適用して周辺住民の電磁波曝露をできるだけ少なくするための措置が求められる。

ブラジルの研究調査は、予防原則の導入と高周波電磁波の曝露制限値をより厳しくすることを強く勧告している。

前述したようにベロオリゾンテ市内の基地局周辺の電磁波レベルの測定値は、国際的な曝露制限値を大きく下回っている。つまり、問題は国際的な安全基準が人間の健康を守るのに不十分ではないかということだ。高周波電磁波の非熱作用による健康影響を懸念する研究者の多くは、曝露制限値を現行の一〇〇〇倍厳しくすれば（一μW／㎠に）健康問題はかなり改善されると主張する。

カナダのトレント大学環境資源学准教授のマグダ・ハバス博士は私の取材にこう話した。

「多くの研究調査が非熱作用による健康影響があることを示しているので、現行の安全基準を見直さなければなりません。約一〇〇〇倍厳しくすれば、電磁波過敏症などの人たちを除き、電磁波による健康被害はかなり改善されると思います。ロシア、スイス、イタリア、中国、ポーランド、チェコ共和国、ハンガリーなどはすでに厳しい基準を設けていて、ロシアの基準（一〇μW／㎠）は米国やカナダの一〇〇倍厳しくなっています。安全基準は緩い国に合わせるのではなく、厳しい国に合わせるようにすべきです」

しかし、問題は各国の携帯電話業界が安全基準の見直しをなかなか容認しようとしないことだ。

欧州でも高まる安全基準の見直しの動き

高周波電磁波の安全基準見直しを求める動きは米国やカナダより欧州の方が盛り上がっている。

二〇一一年五月、欧州評議会（本部：フランス・ストラスブール）は加盟国に対し、携帯電話やＷｉ－Ｆｉなどの高周波電磁波による健康影響を少なくする対策を取るように勧告する決議、〝高周波電磁波と環境影響の潜在的危険性〟を採択した。欧州評議会はＥＵ二七カ国の他、南東欧諸国やロシアなど四七カ国が加盟する汎欧州の国際機関であり、その影響力は大きい。

この決議のなかには良い提案が多く含まれているので、主要部分を紹介しよう。

高周波電磁波と環境影響の潜在的危険性

1　高周波電磁波の一般事項

(1)高周波電磁波の曝露を少なくするために、あらゆる合理的な措置を取る。
(2)高周波電磁波の非熱作用による人体影響を考慮せずに作成されたＩＣＮＩＲＰなどの曝露制限値を見直し、ＡＬＡＲＡ原則（合理的で達成可能な最も低い数値にする）を適用する。
(3)高周波電磁波の長期的な人体影響に関する情報を提供し、とくに子ども、十代、生殖年齢にある人々の意識を高めるためのキャンペーンを行なう。
(4)高周波電磁波に対する耐性がほとんどない電磁波過敏症の人々に細心の注意を払い、無線周波が及ばない電磁波フリーゾーンを作るなどの保護対策をとる。
(5)人々の健康と環境を守り、コストを節約するために新タイプの携帯電話やアンテナなどの開発を促進する。効率が良くて環境・健康への影響が少ない通信機器の研究開発を促す。

2　携帯電話、デジタルコードレス電話、Ｗｉ－Ｆｉなどの使用について

(1)長期的な電磁波曝露の予防的措置として、曝露制限値を〇・六V／m〜〇・二V／m（〇・一μW／cm²〜〇・〇一μW／cm²）以下に抑えるようにする。
(2)携帯電話に電磁波の健康リスクやSAR値などを記載した表示ラベルを貼る。

3　子どもの保護

(1)子どもや親に携帯電話の健康リスクについて正しい情報を提供し、間違った使い方を改めさせる。それを実施するための専門機関を政府内に設置する。
(2)学校内での生徒による携帯電話使用を厳しく規制し、インターネット接続についてはWi-Fiかアナログの選択をできるようにする。

4　携帯電話基地局アンテナなどについて

(1)基地局アンテナにはALARA原則を適用し、すべてのアンテナの電磁波曝露状況を継続的にモニターする装置を設置する。
(2)事業者は新しい基地局アンテナの設置場所を周辺住民や地元自治体などと相談して決めるようにする。

5　リスク評価と予防原則など

(1)リスク評価に予防原則の考え方を取り入れる。
(2)日常生活に即した健康リスクの許容範囲を基準にして、リスク評価の質を改善する。
(3)早期に警告を発する科学者に注意を払い、彼らを守るようにする。
(4)予防原則やＡＬＡＲＡ原則を人権の定義に含める。

この決議のポイントとしては、繰り返しになるが現行の安全基準は高周波電磁波の熱作用による健康影響だけをもとに作成されているので、非熱効果も含めて基準を見直すべきだということ。それと予防原則に加え、どんな状況でも可能な限り電磁波曝露量を少なくすべきだというＡＬＡＲＡ原則の適用を勧告していることだ。

欧州では二〇〇九年四月にも、欧州議会が加盟二七カ国に携帯電話や基地局の電磁波曝露の規制強化を求める決議〝高周波電磁波による健康影響の懸念〟を採択した。今回の欧州評議会の決議は欧州議会の内容と共通する部分が多いが、全体的により踏み込んだものになっている。両方とも法的拘束力はないが、欧州議会の決議は加盟二七カ国五億人の、そして欧州評議会の決議は四七カ国八億人の人々の意思を代表しているのでその影響力は小さくない。各加盟国の政府はたとえこれらの決議の提案を実行できなくても、人々の意識を高める効果は期待できる。

このように欧州では高周波電磁波の安全基準の見直しを求める動きが高まっているが、一方で、それに逆行するような動きも出ている。

二〇一一年一一月一六日～一八日、欧州委員会はベルギーのブリュッセルで、〝高周波電磁波と健康影響に関する国際科学会議〟を開催した。これは欧州委員会が高周波電磁波の健康影響に関する科学データを評価し、どこまで科学的なコンセンサスが得られているかを確認するために定期的に行なっているものだ。

この国際科学会議には欧州議会のミシェル・リヴァジ議員、米国疾病管理センター（CDC）毒性物質疾病登録局のクリストファー・ポーチェ博士、インターフォン研究プロジェクト・コーディネーターのエリザベス・カーディス博士、WHO高周波電磁波プロジェクト責任者のヴァン・デンベンター博士などが参加した。しかし、現行の曝露基準値以下でも健康影響が見られることを研究調査で示した研究者（レナート・ハーデル博士、ヘンリー・ライ博士、マグダ・ハバス博士など）は招待されなかったため、「出席者の人選が偏っている」との批判を受けた。

「欧州電磁波汚染反対運動」の五つの要求

英国で電磁波問題などに取り組んでいるNPO〝パワーウォッチ〟のグラハム・フィリップス

氏はオブザーバーとして国際科学会議に参加したが、「健康影響の問題はない」と主張する研究者ばかりで失望したという。しかも、出席した研究者の多くはＷＨＯの「２Ｂ」分類に対して不満を感じているように見えたという。

会議場の外ではＮＰＯ団体などが「欧州電磁波汚染反対運動」(European Electrosmog Protest)を組織し、激しい抗議デモを展開した。そこで配付されたビラには、「私たちは欧州のすべての国に予防原則に則って五項目の緊急対策を実施するように求める」と書かれていた。

具体的な内容は次の通りだ。

(1)　バイオイニシアティブ報告書で勧告された電磁波曝露量制限値〇・六Ｖ／ｍ（〇・一μW／㎠）を適用する。

(2)　学校、病院、教会など子どもや高齢者が多く集まる場所は携帯電話やＷｉ-Ｆｉなどの使用を禁止した「ホワイトゾーン」にする。

(3)　スウェーデンのように、電磁波過敏症の人々を機能障害者として認定する。

(4)　四Ｇ、ＬＴＥ、ＷｉＭＡＸなどの基地局アンテナの設置を禁止する。

(5)　スマートメーターとＷｉ-Ｆｉを禁止する。

この五項目は欧州評議会の決議でも触れられた重要課題だが、国際科学会議で取り上げられることはなかった。それどころか、会議後に発表された声明には、「電磁波過敏症の主な原因はノセボ効果（何かが有害であるという暗示、思い込みなどによって起こる病的影響）である」という信じがたい内容が含まれていた。

スウェーデンでは政府が早くから電磁波過敏症に苦しむ人々を障害者と認定し、医療保険の適用が認められている。だからこそ、前述した欧州評議会の決議では、電磁波過敏症の人には高周波電磁波が及ばないゾーンをつくることを含め、特別な保護対策を取るように勧告しているのだ。

英国で高周波電磁波の健康影響に関する情報提供や専門家会議の開催などを行なうＮＰＯ〝電磁波研究トラスト（ＥＭＲＲＴ）〟のアイリーン・オコナー代表は、「この声明は侮辱的で、本当にがっかりした」と怒りと落胆を露わにした。

欧州委員会のメンバーでもあるオコナーさんは、過去にもこの国際科学会議に参加しているが、「今回は〝健康影響の問題はない〟とする研究者ばかりを集め、ひどかった」という。

オコナーさんが代表を務めるＥＭＲＲＴは二〇〇八年九月にロンドン王立協会で、世界中から主張の異なる著名な研究者などを集めて高周波電磁波の健康影響に関する国際会議を開催した。「携帯電話使用と脳腫瘍の関連がある」と主張する研究者と「関連はない」とする研究者を同じテーブルに集め、両者の意見を反映させながら議論を進めた。その結果、一方的な議論にならず、かえって説得力が増したという。会議は大きな注目を集め、英国内だけでなく世界中のメディアで報道された。また、一般の人々も電磁波の健康影響については両方の意見があることを知り、意識を高めることができたという。

オコナーさんは、「ＷＨＯが高周波電磁波を『２Ｂ』に分類したことで、携帯電話業界が危機感をもち、各国の政府や研究者などへの影響力を強めようとしているのではないか」と推測する。欧州でも米国と同じように「携帯電話業界の逆襲」が起こっているということか。それと、最近の欧州財政危機によって、各国政府は莫大な税収をもたらす携帯電話・無線通信業界のビジネスに悪影響を与えかねない高周波電磁波の規制強化に慎重にならざるを得ないという状況もあるのかもしれない。そう考えると、欧州委員会の国際科学会議がなぜ、携帯電話業界の意向を反映するようなものになったのかも理解できる。

ＷＨＯの「２Ｂ」分類の発表後も、携帯電話業界は「携帯電話の安全性に問題はない」と主張し続けている。業界はこれからも消費者に健康リスクを告知することなく携帯電話を販売し、周辺住民に配慮することなく基地局アンテナをどんどん設置していくのだろうか。

「携帯電話業界にそうさせないためには、私たちが声をあげ続けていくしかありません。それと、メディアが高周波電磁波の健康影響問題を積極的に取り上げ、人々に注意を促していくことが大切です」とオコナーさんは言う。

最後に気になるのは、ＷＨＯが高周波電磁波を発がんランク五段階の三番目（「２Ｂ」）とした決定が今後どうなるかである。

ＷＨＯは二〇一二年内にすべての高周波電磁波関連の研究調査データをもとに正式なリスク評

価を行なうとしているが、その時に「2B」が取り消される可能性はあるのだろうか、それとも「2A」か「1」に引き上げられるのか。

マグダ・ハバス博士は私の質問にこう答えた。

「高周波電磁波の非熱作用はがんだけでなく、生殖能力の低下、頭痛、めまい、睡眠障害などさまざまな健康障害の原因になるとする研究調査がたくさん発表されています。これらをすべて含めてリスク評価すれば、『2B』から『2A』に引き上げられる可能性が高い。間違っても『2B』が取り消されることはないでしょう。」

私はひとまず安心したが、米国や欧州で起きている「携帯電話業界の逆襲」を考えると、あまり楽観的にはなれなかった。

これからも高周波電磁波による健康被害を懸念する人たちと、携帯電話業界やその影響を受けた人たちとの激しい戦いが続くことが予想される。携帯電話業界にやりたい放題させないためには、各国の政府、メディア、研究者、NPOなどの役割が非常に重要になるということだ。

第五章　携帯電話基地局からの高周波電磁波

大久保貞利

基地局とは

携帯電話は有線でなく無線で繋がっている。したがって、無線中継設備（リレー用アンテナ）が必要となる。それが携帯電話中継基地局（以下基地局）である。通常基地局は高さ一〇メートルから数十メートルの鉄塔型であり、鉄塔の最上部にアンテナが建つ。ただし都会のようなビルが乱立する場所では、ビルの屋上にアンテナを設置する「屋上アンテナ型」が主流である。「屋上アンテナ型」は、アンテナを支える基盤部の鉄塔建設が不要な分、建設コストは抑えられる。

アンテナは通常三本あり、アンテナ一本が一二〇度の範囲で周辺を照射し、三本で三六〇度全周囲をカバーする。携帯電話技術の世代交代は激しい。今の日本では存在しない「アナログ音声対応型」が第一世代で、「デジタル音声対応型」が第二世代、現在主流となっている「デジタル音声・動画対応型」を第三世代という。第三世代（G＝ジェネレーション）は「三G」と表現される。最近のスマートフォンは「三・五世代」とか「三・九世代」といわれる。ただし、世代が進んだからといって、それが必ずしも「進歩」とはいえない。北欧等のように人々が健康への影響を懸念している国・地域では、今でも第一世代や第二世代が活躍している。日本ではそうした負の情報が伝わりにくいので、供給側の論理だけで携帯電話の世代交代が推進されるのである。

アンテナからは「マイクロ波」とよばれる高周波が発信されるが、一般的に高世代になるほど周波数が高まり、その分マイクロ波の直進性が強まる。直進性が強まると電磁波の届く範囲は狭まる。高世代基地局が前世代基地局より一定面積内で数多く建設されるのはそのためだ。また高世代ほど送信容量は大容量化する。デジタル技術の進化で「出力」は小さくて済むが、身体への影響力（負荷）は容量が大きくなるにつれてそれだけ強まる。電磁波問題市民研究会の元に、第二世代基地局から第三世代基地局に変更したことで「健康被害を訴える人」が圧倒的に増えている。「第三世代基地局のほうが第二世代基地局より安全だ」という言い分は、実態を知らない意見だ。

従来は八〇〇メガ（一秒間に八億回の周波数）が第一世代、一・五ギガ（同一五億回）が第二世代、二・〇ギガ（同二〇億回）が第三世代であったが、最近、伝搬技術がすすみ、八〇〇メガ帯で第三世代が伝搬されるようになってきたので要注意である。もちろん、その場合でも第三世代の方が伝搬量は大きい。

基地局というとマイクロ波を発信する「アンテナ」部分のみに目が向けられがちだが、アンテナから高周波を増幅して発信させるためには「電源装置」が不可欠である。電源装置には増幅装置や変復調装置等が入っている。電源装置は五〇ヘルツ・六〇ヘルツの通常の電気が使われる。したがって電源装置から極低周波（超低周波）電磁波が出る。マンションの屋上に電源装置が設置されると、そのすぐ下の階の部屋は極低周波電磁波の影響をモロに受ける。極低周波電磁波は遠くまで届かない反面、コンクリートも突き抜けるのでシールドはしにくい。

携帯電話より基地局のほうが「電磁波の不安」は大きい

基地局のアンテナから高周波（マイクロ波）が基地局周辺に照射される。基地局電磁波量は携帯電話本体（個機）から出る電磁波量に比べれば微弱だが、基地局からは一日二四時間、一年三六五日電磁波が出る。一方、携帯電話電磁波は基本的には携帯電話を使用している時間しか電磁波は出ていない（携帯電話は位置確認のため、三秒か五秒間隔で基地局との間と電磁波を交換している。しかしその電磁波量は通話やメール使用時よりずっと小さい）。そのため総曝露量（総被曝量）は基地局も無視できない。また携帯電話はイヤホンやハンズフリーセットを使うことで、頭部への電磁波曝露を低減することができるし、なによりも使用しないという選択もできる。それに対して、基地局電磁波は個人の力では回避できない。そのため携帯電話を使わない大人や、赤ちゃんや幼児も被曝する。

電磁波問題に関心の高い欧州で、携帯電話や基地局の電磁波と健康との関係をみるアンケート調査や世論調査を実施すると、必ずと言っていいほど携帯電話電磁波より基地局電磁波のほうが「不安に感じる」割合が高い、という結果が出る。二〇〇七年にEU（欧州連合）が実施した電磁波と健康に関する公式意識調査は、欧州人二万七〇〇〇人を対象とした大規模なものである。その結果をみると、「携帯電話電磁波が健康に影響を及ぼす」と考えている人は七三%であり、「基地局電磁波が健康に影響を及ぼす」と考えている人は七六%である。つまり携帯電話であれ基地局であれ、欧州人の三人のうち二人が健康に不安を感じていると答えている。そして、この調査でも携帯電話の電磁波より基地局の電磁波のほうが不安だと考えている人の割合が高い、という結果が出た。

ベルサイユ高裁判決「基地局撤去」の影響は大きい

二〇〇九年二月に出たフランス・ベルサイユ高等裁判所判決は、こうした傾向に拍車をかけた。判決の趣旨は以下だ。

フランス南部のローヌ地方タシン・ラ・デミリューヌ地域の町に、二〇〇五年末、高さ一九メートルの基地局が建てられた。基地局はコンクリート製タワーで、樹木型にカモフラージュが施されている。基地局の電磁波量は「電界強度〇・三〜一・八V／m（ボルト／メートル）」（電力密度換算〇・〇二四〜〇・八六μW／㎠＝マイクロワット／平方センチ）で、フランスや日本が国レベルで採用している基準値一〇〇〇μW／㎠に比べるとはるかに小さな値だ。この基準値はＩＣＮＩＲＰ（国際非電離放射線防護委員会）のガイドライン値に基づいている。ガイドライン値は、電磁波の「熱作用」（細胞温度を上昇させる急性作用）を根拠にしており、電磁波の「非熱作用」（がんや細胞変化といった長期間被曝による慢性作用）は考慮に入れていない。

基地局を建てたのはフランスの携帯電話会社ブイグ社だ。基地局が建ったことで「生活妨害（健康被害）」と「家屋の資産価値下落」が起こったとして、周辺の三家族は二〇〇七年一月にブイグ社を訴えた。原告の請求内容は、①基地局の撤去、②撤去に応じない場合はブイグ社は遅延金として一日あたり五〇〇ユーロを支払う、③三家族の生活妨害と家屋の資産価値下落に対してブイグ社は賠償金を支払う、というものである。

一審判決であるナンテール地方裁判所判決は二〇〇八年九月に出た。その内容は、①基地局は撤去、②三家族に対しブイグ社は「健康リスク料」として総計三〇〇〇ユーロ支払え、というものだ。この一審判決に原告（住民側）、被告（ブイグ社）双方が不服として控訴した。

その結果、二〇〇九年二月四日、ベルサイユ高等裁判所が二審判決を下した。その内容は、①基地局は撤去すること、②ブイグ社は原告三家族に対し「精神的苦痛の賠償金」として七〇〇〇ユーロ支払うこと、③ブイグ社が基地局を撤去しない場合は「遅延料」として一日につき五〇〇ユーロを三家族に支払うこと、というものだ。

ベルサイユ高裁判決の意義は、一つに上級審判決なので同じような係争に与える影響が大きいこと、二つにＩＣＮＩＲＰのガイドライン値よりはるかに低い電磁波レベルで「特別な生活妨害が起こる」とする原告の主張を認めたこと、三つに電磁波の非熱作用の影響を認めるバイオイニシアティブレポート（二〇〇七年）やベンベヌート決議（二〇〇六年）等を引用し、「電磁波の健康影響はまだ完全には解明されていない」が、予防原則の立場からするとフランス政府が採用している国際ガイドライン値では健康を守るには不十分だ、とした点だ。

ＩＣＮＩＲＰの国際ガイドライン値を絶対視する日本の総務省は、ベルサイユ高裁判決内容を参考にする謙虚さを持つべきではなかろうか。

日本でも起こっている基地局電磁波による深刻な健康被害（宮崎県延岡市の事例）

日本で購入した携帯電話は海外でも使える。私が実際経験したことだが、ペルーのマチュピチュ遺跡で日本の若い女性がドコモの携帯電話を使って日本の家族に「今、マチュピチュにいるの」と話をしていた。日本の携帯電話を使って海外でも通話が可能なのだ。それは日本も海外もほぼ同じ周波数を使っているからだ。ということは、フランスで起こっていることは日本でも当然起こり得る、ことを意味する。私が事務局長を務めている電磁波問題市民研究会には、基地局周辺に住む住民から毎日のように健康被害を訴える電話やメール、ファックスが届く。

これから紹介する事例は、裁判まで発展した「宮崎県延岡市」の事例である。数ある事例の中で、なぜ延岡市の事例を紹介するのかといえば、これまでの基地局を巡る裁判は「基地局から出る電磁波により将来被害が発生するおそれがある」かどうかを争うものであった。それに対し、現在進行中の延岡市の住民訴訟は「基地局から出る電磁波によって、現実に深刻な被害は発生しているから基地局の操業を差し止めろ」というものである。こうした実被害を争う裁判は過去に例がなく、わが国で初の裁判である。しかも、この裁判の原告は住民三〇人だが、これを弁護する弁護団は二八名（二〇一二年一月現在）という大所帯である。いろいろな意味で画期的な裁判であり、日本の電磁波問題の将来にとって歴史的転換になりうる可能性をもった裁判、といっても過言ではない。

三階建てアパート屋上にKDDI基地局

延岡市は宮崎県の北部に位置し、大分県と接する人口約一三万人の市である。延岡市は旭化成の城下町として知られている。延岡市役所や延岡城跡などの市中心部は五ヶ瀬川と大瀬川に挟まれた場所にある。市役所から南東方向に進んだ大瀬川沿いに大貫町という町がある。

事の発端は二〇〇六年一〇月、大貫五丁目にある三階建てアパート屋上に、ＫＤＤＩの基地局が建設されたことにある。大貫町には以前から電磁波に関心を持つ住民がいたことと、住民説明会でのＫＤＤＩの対応のまずさもあり、基地局が設置された一カ月後の一一月に四一〇三名の建設反対署名が集まった。しかしそうした住民の意向はＫＤＤＩから無視された（写真1）。

はじめは耳のそばでキーンという音

後になって原告団長として活躍する岡田澄太の妻洋子が、初めて体調不良を感じたのは二〇〇六年一一月一八日である。夫婦で大瀬川に架かる大瀬大橋北詰をウォーキング中に洋子が「耳の

写真１　大貫五丁目の三階建てアパート屋上に建った基地局（筆者撮影）

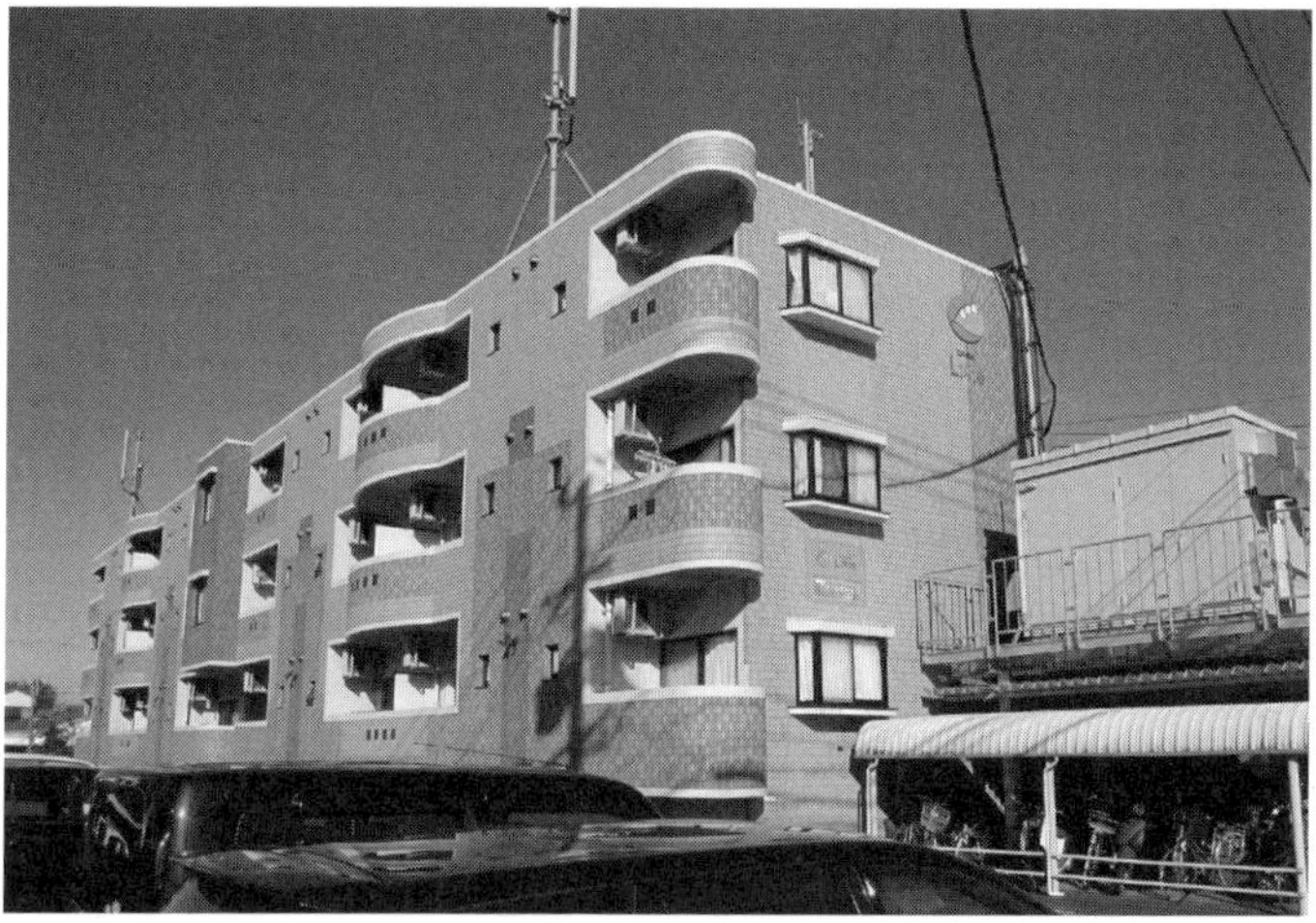

そばでキーンという声が聞こえる。まさか基地局の電波じゃないよね」と言い出した。しかし夫の澄太には自覚症状がなかったので、その時は妻の言うことが理解できなかった。キーンという音が聞こえた場所から基地局までは約一五〇メートルの距離で、そこからアンテナははっきり見える。ＫＤＤＩが基地局から電波発信を開始したのは一〇月三〇日と思われるので、洋子はかなり早い段階から自覚症状を認識したことになる。

それから数日経つと今度はシーンシーンという虫の鳴くような耳鳴りがして洋子は眠れなくなった。だが自覚症状のない夫は「アンテナが見えるから耳鳴りがするような気になるんだ、気にするな」と妻の訴えに耳を貸さなかった。しかし洋子の症状はますます悪化し同年一一月の終わりには、昼夜問わず耳鳴りと吐き気がし、耳の下のリンパ付近が痛み、夜中には胸が締め付けられて目が覚めてしまうようになった。睡眠中も体が緊張しているようで和らぐことができず、苦しくて自宅にいられないと思い始めた。

同じ頃、それまでなにも感じなかった澄太にも異変が起こった。妻が初めて「キーンという声が聞こえる」と訴えた日から一〇日たった一一月二八日、澄太が就寝中に〝耳の奥で川が流れるような音〟がして、顔の表面がピリピリする現象が出始めた。その時になって初めて澄太は妻の耳鳴りが実感として理解できた。だがまだ「電波のせい」とは確信が持てなかった。なぜなら、同年一〇月一八日に開催されたＫＤＤＩの住民説明会で、ＫＤＤＩは「電波発信日は回答する。要請があれば再度説明会を開く」と約束していたので、電波を発信するのは次回の説明会以後のこと、と思っていたからだ。しかし同年一一月三〇日に、電波発信をしているかどうか確認するためＫＤＤＩ担当課長に電話したところ、相手は「答えられない」と要領を得ない対応に終始した。そのため澄太は「もうすでに電波は出しているのでは」と思うようになった。しかも同年一二月になると日中でもはっきり耳鳴りがするようになり、澄太は電波がすでに発信されていると確信した。

やがて地獄のような日々が……

岡田夫妻の症状は悪化の一途をたどり、年が明けた二〇〇七年一月には「こんなところに住んでいると死んでしまう」と思いつめ、大貫五丁目の自宅兼事務所を逃げ出すように、そこから一〇キロ離れた澄太の実家を夜だけは利用するようにした。とりあえず耳鼻科の医者に診てもらったが、耳自体に異状はないと診断された。だが不安なのでもっと大きな県立延岡病院で診察と検査を受けた。だが、そこでも耳自体に異状はなく、耳鳴りの原因となる脳腫瘍などもない、と診断された。しかし、二人の症状は現実に起こっている。その頃車で移動していると、二人が同時に同じ場所で耳鳴りが強くなったり弱くなったりすることに気付いた。耳鳴りが強くなった時に周囲を見回すと、近くに必ず基地局が建っていた。つまり二人は自宅近くのＫＤＤＩ基地局だけでなく、すべての基地局に反応するようになっていたのだ。

岡田澄太は大貫五丁目の自宅兼事務所で税理士を開業している。妻と澄太は税務署勤務で知り合った仲なので、洋子も税務知識があり事務所で税理事務を手伝っている。岡田夫妻は二〇〇七年二月二一日に、自宅兼事務所を別の場所に移した。きっかけは、自宅兼事務所を訪れた客が「ここは何か変ですね。頭が痛くなる」と言ったからだ。その客は「事務所から離れたら楽になった」と後で電話してきた。この言葉は澄太にとって衝撃だった。事務所で働く事務員や客に影響が出たら大変だと考え、資金的には大きな負担となるが、直ちに事務所を移転したのだ。

基地局アンテナと自宅三階部分がほぼ同じ位置

岡田夫妻の大貫五丁目にある自宅兼事務所は、問題の基地局から距離にして約四〇メートルと至近距離にある。一階が税理士事務所で、二階と三階が自宅になっている。基地局は三階建てアパートの屋上に建っており、自宅用の三階から外を見ると基地局アンテナがほぼ同じ高さにある。この位置関係が周辺住民の中で早い時期に岡田夫妻に健康異変が現れた理由であろう。

二〇〇七年初めから岡田夫妻は体が耐え切れず、週末は電磁波のない所を求めてさまよう生活になった。自宅から五〇キロも離れた旅館に宿泊したり、山奥の知人所有の空き家に泊まったりしたこともある。そんな生活が一年ほど続いた。妻洋子のほうが容態は悪く、平日でも市内から一三キロほど離れた所で、なんの面識もない人の家に二カ月にわたり、毎日三時間ほど休息させてもらったりした。そうでないと耳鳴りや胸の圧迫感に耐えられなくなっていたからだ。

二〇〇七年二月末の出来事である。夜の八時頃、移転先の仮事務所に二人いた時、突然洋子が「アパートオーナーに基地局撤去のお願いに行く」と言い出した。オーナーの家は近所にある。澄太はオーナーに言っても埒があかないし、かえって感情的にもつれるだけと考え、必死になだめ止めた。しかし、洋子は「絶対に行く。苦しいことを言えばわかってもらえるはず」と言い張る。そこで不測の事態を避けるため、妻の友人に同行してもらってオーナー家を訪ねた。オーナーは留守でオーナーの妻が応対した。澄太が、基地局が原因で健康を害し精神もへとへとだから基地局契約を解除してくれ、とお願いしていた時だ。洋子が突然地面に土下座し、「地域住民は苦しんでいます（その頃には何人も健康被害が出ていた）。お願いだから契約解除してください。お願いです。お願いです」とオーナーの妻に懇願し始めた。日頃少々のことでは泣き言を言わない気丈夫な妻のその姿を澄太は生涯忘れない、と述懐している。

二〇〇八年四月、岡田夫妻は、同じく被害者で基地局のすぐ近くに保険事務所を開業している甲斐彰洋（原告）とともに三人で、東京都港区にある北里研究所病院・臨床環境医学センターまで行き、宮田幹夫医師に診察してもらった。その結果、「電磁波による愁訴の出現の可能性が高い」との所見書を出してもらった。その時、宮田医師から「薬の処方はなく、原因である携帯基地局から離れることが一番です」と言われた。

周辺住民たちにも健康異変が次々に起こった

一番はじめに健康異変を明確に自覚したのは岡田夫妻だが、周辺の人に聞いてみると、早い人は基地局から電波を発信したと思われる時期から症状が現れ出していた。そして、二〜三カ月経つと周辺の多くの人にも次々と健康障害が現れた。

前述した基地局のすぐそばで保険事務所を開業する甲斐彰洋は、二〇〇七年一月の終わり頃、夜の七時前後に事務所で仕事をしていたら、突然キーンという耳鳴りを感じた。それまで甲斐は耳鳴りを経験したことがなかった。より正しく表現すれば「耳の中でキーンという金属製の音が響いた」状態である。その後自宅に帰りテレビを見たりして一時的に耳鳴りのことは忘れていた。その夜寝床に就いたらまたキーンと耳鳴りを感じた。驚いてそのことを妻に話したが、妻は「気のせいでは」と信じようとしなかった。しかしそれは気のせいではなかった。その日以来耳鳴りはし続け、むしろ次第に悪化していった。いつもは「シーン」という音や「シャー、シャー」といった音なのに、ひどい時にはまるでシャワーを浴びているように耳の中に音が押し寄せてくる。時として「キーン」という鋭い音は耳の奥に突き刺さるような痛みを伴った。さらに症状が進むと、耳鳴りだけでなく肩凝り、後頭部の異常なはり、鈍痛まで生じ、それまでに経験したことのない「イライラ感」まで感じた。二〇〇七年九月頃には、事務所の女性従業員が突然、胃が痛いと言い始めた。甲斐の会社は大貫五丁目の本社以外に市内の別の町に支店がある。その従業員は本店にいると頭が重くなり頭痛がするが、支店ではそうした症状は出なかった。

甲斐の保険事務所（本社）は基地局からわずか五メートルしか離れていない。自宅も基地局から直線距離で約一一〇メートルのところにある。やがて甲斐は次のようなことに気付く。耳鳴り等の症状は事務所で長時間仕事をすると悪化すること、事務所の二階の会議室つまり基地局により近い場所に近づくと症状が悪化すること、連休や出張で事務所から一定期間離れると症状は軽くなること、である。こうしたことから甲斐は自分の健康障害の原因は基地局からの電波だ、と確信した。現在ではさらに症状が悪化し、事務所の一階でも二階でも症状は同じくらいひどい状態で出るようになってしまった。

ニイニイゼミの声のような耳鳴り

私（大久保）は、二〇一一年一一月下旬に延岡市を訪れ、原告三〇名のうち八名の方々とお会いし直接話を伺った。私は電磁波問題市民研究会事務局長として、全国の多くの被害者と会う機会があるが、これほど深刻な被害を一度に多くの人から聞いたのは今回が初めてだ。全員を紹介したいが、紙面の都合で紹介はあと二人とさせていただく。

西本幸則（原告）は大貫五丁目で建設会社を経営している。会社は自宅も兼ねている。基地局との距離は約一〇メートルと近い。二〇〇七年二月六日、夜就寝中、突然耳鳴りが起こり始めた。両耳の奥でセミが鳴くような「キーン」「シャー、シャー」という音だ。あとでインターネットでセミの声を調べたら、「ニイニイゼミ」の声が幸則の耳鳴りの音と一番似ていた。耳鳴りは、はじめは小さかったが、時が経つに連れて大きくなり、半年後には音の大きさも強さも倍くらいになった。雨の時は弱かったり、週末になると強かったり、と必ずしも音の強弱は一定ではないが、こうしたことが続くため気持ちは不安定になり、精神的にもまいってしまった。

道路を挟んで斜め向かい側に住む岡田夫妻が、同じように耳鳴り等で苦しんでいるという話は聞いていたので、妻を通じて岡田夫妻に事情を聞いてもらった。妻が訪ねた翌日、心配した岡田夫妻が家まで来てくれた。岡田夫妻は「それは電波の影響だ」と言う。しかし何事にも慎重な幸則はその時は額面どおりには聞かなかった。近所であっても岡田夫妻とそれほどの付き合いはないし、なによりも岡田夫妻の「マインドコントロール」に乗らないよう警戒した。

岡田夫妻が家を訪ねてくれた二日後の二月九日、親しくしている耳鼻咽喉科医師の診察を受けた。結果は「どこも悪い所がない」である。幸則は「電磁波のせいでは？」と尋ねたが、医師からは「(医学)学会でそんな論文はない。(電磁波のせいなど)考えられない」と相手にされなかった。一応そこで耳鳴りの薬を処方してもらった。

医者では埒が明かなかったので、幸則は「耳鳴りが電磁波の影響ならば、携帯電話の電波が届かない所にいったら耳鳴りは止むだろう」と考え、翌二月一〇日、自宅から車で三〇分ほど行った市内の「安井・神戸地区」に妻と弁当を持って出かけた。建設業界でその地区は「携帯電話が通じなくて不便だ」と話題になっていたからだ。「安井・神戸地区」で妻と弁当を食べながら一時間ほど休んでいたら、耳鳴りの音がスーッと消えた。その時「耳鳴りの原因は電磁波だ」と認識した。だが家に戻ったらまた耳鳴りがしてショックを受けた。耳鳴りは両耳から聞こえる。両耳に手を当てたり耳栓をすると、かえって耳鳴りの音は増幅し、頭の中で「キーン」と音がこもり音は高く強くなってしまう。

二〇〇九年の秋には鼻血が出て、いつ鼻血が出るかわからなく不安になった。

三カ月後には妻も耳鳴りが始まった

西本幸則の妻清美(原告)は、夫に健康上の異変が起こった段階ではまったく正常だった。夫婦生活は三〇年になるが、夫は穏やかな性格で、家で大きな声を上げることは一度もなく、いつも冷静な人だった。それが、耳鳴りが始まってからは人が変わったようになり、イライラし興奮気味で、そんな夫の変化が清美にはとても怖く不安だった。やがて夫は、基地局のあるアパートのオーナーの家や、熊本の総務省九州総合通信局まで出向き、「なんとか電波塔（基地局）を撤去できないか」と掛け合うようになった。それまでの夫はそんな抗議行動をするタイプの人ではなかった。

ところが、夫が耳鳴りが出始めてから三カ月ほど経った二〇〇七年五月初め、ついに清美も「両耳の奥でセミの大群が一斉にシャーッと鳴く音」を感じ始めた。しかしその時は清美まで健康異状が起こったら、夫が「怒り狂って何をしでかすかわからない」という恐怖感が先に立ち、そのことを夫に打ち明けられなかった。耳鳴りはその後も止まず、一カ月ぐらい経つと耳鳴りの音は初期の二倍くらいに大きくなった。「シャーッ」という音だけでなく「キーン」や「キーキー」という高い音で、まるでヘッドホンをかぶって耳全体から音が出て頭に響いて聞こえる時もあった。イライラ感と不安が募り、ついに二〇〇七年六月、夫に事実を打ち明けた。その日から夫婦で耳鳴りの苦しみを共有するようになった。症状は悪化するにつれ、日常生活でうっかりミスが多くなったり、ボーッとする時間が多くなった。集中力がなくなり、電話の相手の言っていることが頭に入らなかったり、記憶力や知能指数が明らかに低下した、と実感した。他にも吐き気やめまいが襲ったり、普通に歩いていて突然体が揺れるように感じ、脳が揺れて頭がグラッと傾き、立ちくらみを起こすこともあった。

車で一四～一五分くらい走ったところに「沖田ダム」がある。そこは携帯電話通話圏外なので、その近くに近づくと体がスーッと軽くなる。だから週に一回くらいは夫婦でそこに出かけて体を休める。

総アルミの部屋

西本夫妻の寝室を見せてもらった。部屋に入ったとたん、その異様ぶりに驚いた。六畳の寝室は、床・壁・天井とすべての部分が〇・三ミリのアルミ板で覆われている。きちんとアースもとってある。縦一・五メートル、横二メートルの大きな窓には、「ＬＯＷ－Ｅペアガラス」という熱や紫外線等を遮る特殊な窓ガラスが張られている。部屋の入り口には電磁波シールドクロスが長いのれんのように垂れ下がっている。病院のＭＲＩ室の工事の際、ＭＲＩから出る電磁波をカットするために使われた布の余りをもらったもので、アルミの布のような材質だ。費用は全部で二〇〇万円かかったが、この金額で収まったのは建設会社を経営しているから材料費を安く調達できたからであろう。

それでも寝室に携帯電話の電波は入ってくるという。だが寝室工事のおかげで、清美は「楽になった」と喜んでいる。夫の幸則はあまり効果の実感はないが電磁波の攻撃から少しでも身を守れる、という精神的安らぎが得られたことが良かった、と思っている。

周辺住民対象の健康調査で被害実態がわかった

ここまで詳しく健康被害状況を紹介したのは、今回の基地局差し止め訴訟が、「日本初の基地

写真２　基地局反対の住民看板（筆者撮影）

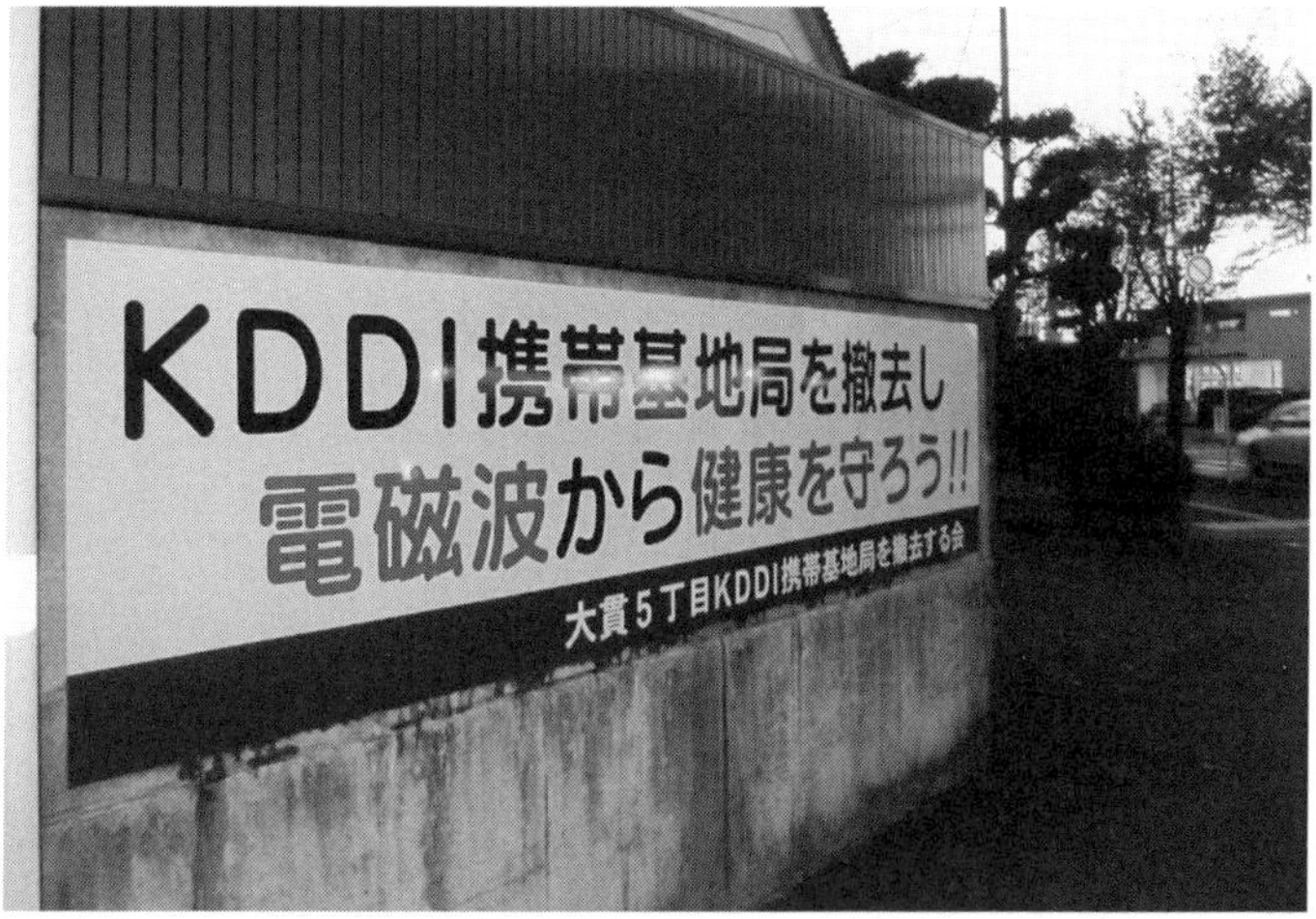
KDDI携帯基地局を撤去し
電磁波から健康を守ろう!!
大貫５丁目KDDI携帯基地局を撤去する会

局電磁波による健康被害の有無」を争う裁判だからである。被害者が「被害実態の立証」を行なうのは簡単ではない。健康被害と電磁波との因果関係を科学的に立証する作業は難しいからである（写真２）。

住民たちは、これまでに過去三回、自主的にアンケート形式の「健康調査」を実施した。第一回は二〇〇七年五月に一〇日間かけて行なった。調査対象範囲は基地局から三〇〇メートル以内とした。その理由は、二〇〇三年にフランス国立応用科学研究所が「基地局周辺住民と調査結果」を発表したが、その際とられた手法が、基地局から三〇〇メートル以内の住民と三〇〇メートル以遠の住民との健康状況を比較したものだったからだ。フランスの調査結果報告では、「予防原則の観点から、基地局は住民から三〇〇メートルより近くに置

写真３　巨大な電源装置（筆者撮影）

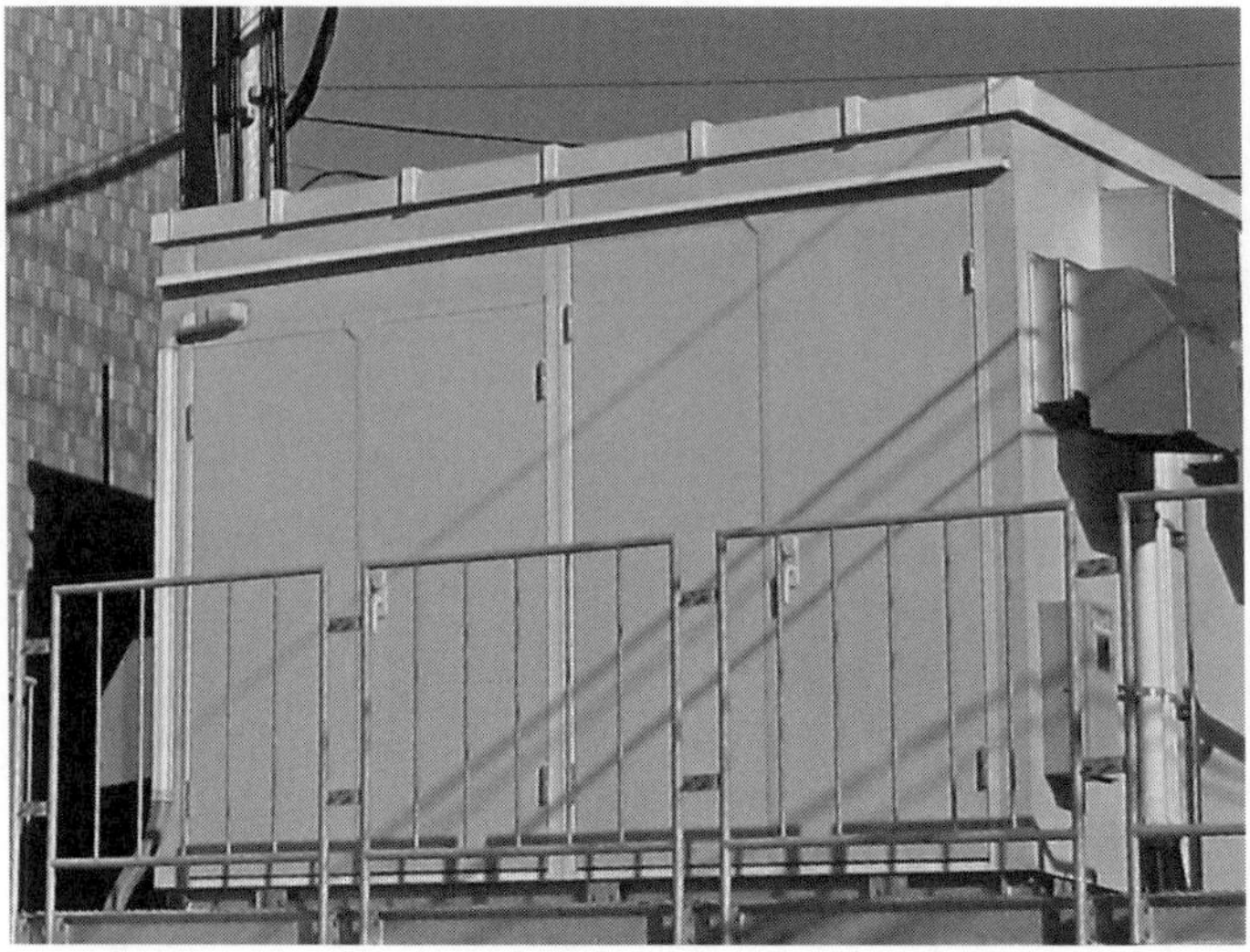

かない方が賢明である」と書いてある。調査表配布戸数は一四三戸で、回答戸数は一〇四戸。そのうち「体調不良」と答えたのは四二戸六三名で、他に「テレビ等が写らない等の現象がある」との答えが七戸からあった。この機器への障害は全国各地でよく聞く話だ。今回の現地取材でも、テレビ以外の電話やコンピュータ等の機器で異常が出ていると何回か耳にした。

第二回目は二〇〇八年七月で、回答のあったのは一四九戸で、そのうち七九名が耳鳴り、肩凝り、不眠等の健康障害が出ていると答えた。不調を訴えた七九名中、基地局から半径五〇メートル以内が一九人で、同一〇〇メートル以内が六二人であった。

第三回目は二〇一〇年七月で、第三回目は「おおむね基地局から三〇〇メートル以内」を対象とし、三〇〇メートルをやや越す範囲の人も若干名対象に入っていた。回答は二五六戸で、そのうち一〇二戸一六二人が、基地局ができてから体調異常や健康悪化が出たと答えた。異常を訴えた一六二人中、基地局から半径一〇〇メートル以内が七三人、同一〇〇〜二〇〇メートルが四八人、二〇〇〜三〇〇メートルが二九人。残り一二名は三〇〇メートルを超える範囲の人であった。

症状（複数回答）は耳鳴り、聴力低下、肩凝り、腰痛、不眠、頭痛が多く、症状総件数は七六二件でそのうち基地局建設前からある症状は九八件で、九割近い六六四件は建設後に発生、あるいは悪化した症状である。

住民たちの自主的健康調査と別に、延岡市も独自に「健康相談」を実施した。二〇〇七年一一月二九日〜一二月一日までの三日間、大貫中区公民館で市健康管理課の保健師四名により「健康相談」が行なわれた。相談者は六〇名で、そのうち「一般的な健康相談」を除いた相談数は四五名であった。内訳は耳鳴り三一名、肩凝り一六名、不眠一四名、頭痛一一名、めまい四名、目の症状四名、であった。症状を訴えた四五名中三〇名が「基地局稼動後」に症状が出た、と答えた。

ＫＤＤＩの測定で停波時の三万倍の値出る

これほどまでに被害が多く出た理由として、一つは基地局が三階建てアパート屋上に建設されているため、周辺住民の生活スペースとアンテナの位置がパラレルに近いため、それだけ照射量が大きかったと考えられる。二つには現場を見たが、基地局の電源装置（写真3）がとても大きいことである。増幅装置等が入る電源装置設備が大きいということは、それだけ出力が大きい設備が設置されていることを意味する。電源装置はアパートの道路側に面した一階部分の屋上に設置されているが、一階部分に住んでいる居住者は引っ越したそうだ。引っ越した理由が、体調不良に原因があることは十分予想される。

二〇〇七年二月二七日にＫＤＤＩが実施した電波測定結果が「延岡大貫町局電力密度測定結果について」（発行日同年三月二〇日）という報告文書で出されている。それによると、岡田澄太宅（事務所兼自宅）の三階部分の第二回目数値は「四・四二八〇〇μW／㎠」とある。同じ報告文書の同じ場所での「停波時測定値」（アンテナからの電波発射を停めた状態）は「〇・〇〇〇一四μW／㎠」で、その差は約三万倍である。電磁波問題市民研究会は一〇〇万円以上する高周波測定器を所有しており、全国各地で測定している。測定器は米国製で、携帯基地局に限らずテレビ波やラジオ波などすべての高周波の総量電界強度を測定する。その値から計算式で電力密度値を出す。その経験からすると「一μW／㎠」を超えることはほとんどない。国の基準値は、電磁波の熱作用（急性作用）に基づく値なので、「一〇〇〇μW／㎠」とすこぶる高い値である。そのため、岡田澄太宅の第二回目の数値「四・四二八〇〇μW／㎠」でも「国の基準値の二二六分の一」ということになる。しかし、ベルサイユ判決で基地局撤去が下された地域の基地局電磁波の電力密度は「〇・

〇二四〜〇・八六μW／㎠」であり、それよりも五倍以上高い値がKDDIにより計測されたのだ。これでは周辺住民に被害が出るのは当然といえよう。

基地局電磁波が原因と考えられる健康異変およびその他の異変

二〇一一年四月に住民たちがまとめた「基地局からの電磁波が原因と考えられる健康異変及び現象一覧」は、実際に住民たちが経験したことのまとめなので参考になる。

耳鳴り（シーンという音やキーンという音）、頭が鳴る（頭鳴）、頭痛（後頭部が締め付けれる、後頭部が熱を帯びる感じ、頭の頂上がチクチクする痛み、偏頭痛）、肩凝り（異常な肩凝り）、後頭部から肩・腰・肩甲骨の付近まで広範囲な痛み、腰が痛い、手足・両腕の先の痺れ、足首の先が冷たい感じ、足のむくみ、手足の関節の痛み、乾き目、目の玉の奥がねじられる感じ、顔半分が痛い、胸が締めつけられる痛み、両ほほが引きつる感じ、腹から胸にかけてのモヤモヤ感、生理前のような胸の痛み、体がだるい、食欲低下、体重低下、鼻血、鼻がいつも詰まる感じ、鼻声（風邪をひいたような）、眠れない、赤ちゃんの夜泣きがひどい、テレビが写らない、車のリモコンによるキーロック・解除の不調（他の場所では正常）、スピードメーター探知機の誤作動、ベランダに毎日来ていた小鳥が来なくなる、家に居着いていたコウモリがいなくなった、パソコンの立ち上げが遅くなった、車のナビの誤作動、クーラーのリモコンの利きが悪い（業者も原因わからず）、CDラジカセがすぐ壊れる、DVDが作動しない。

二〇〇九年一二月一六日、ついに提訴

基地局が建設されてから三年を経た二〇〇九年一二月一六日、大貫町五丁目で基地局による健康被害に遭った原告住民三〇名は、宮崎地裁延岡支部にＫＤＤＩを相手取り提訴した。提訴内容は「基地局の操業停止」である。原告団長は岡田澄太。弁護団は大分市の弁護士徳田靖之団長以下総勢二六名（その後二名増え現在二八名）。

提訴に当たって、岡田澄太原告団長は「裁判の決意」をこう述べた。

「この三年間、住民の健康状態はますます悪化の一途をたどっております。また住む場所も脅かされ、土地建物の処分もままならず、この地での事業継続も将来への大きな不安が募り、子どもや孫達に対してこの地の家を託すことも適わない状況となってまいりました。私達は我慢の限界を超えました。基地局設置事業者であるＫＤＤＩに対して……、◎大貫町住民の健康と財産を守るため、◎子どもたちに安全な未来を引き継ぐため、◎大貫町に平穏な日々を取り戻すため、基地局撤去を求める裁判を起こします。已むに已まれぬ闘いに拳を上げたのは、普通の市民です」

原告団長岡田澄太は、前述したが税理士事務所を開業する前は熊本の国税局職員だった。国税局勤務時代はほぼ二年おきに転勤するため、そのたびに二人の子どもを転校させねばならず、それが不憫で上の子が小学校六年になった一九九六年に国税庁を退職し、故郷である延岡市に帰って税理事務所を開いた。澄太が四七歳の時である。ゼロからのスタートだった。そのうち仕事も

軌道に乗り、開業三年後の一九九九年には事務所兼自宅の家を建てた。やがて二人の子どもも大学に進学し、ようやく生活にゆとりが出始めた矢先に、今回の基地局騒動に巻き込まれた。まだ住宅ローンが残っているのに、基地局から約四〇メートルにある事務所兼自宅に住めなくなり、仮住宅と仮事務所を別々の場所に借りている。月々の負担は相当なものである。さらに原告団長として様々な任務を抱え多忙な生活を強いられている。そのため基地局事件前と後では税理事務所の収入は四分の三に減った。団長だけではない。他の原告も多かれ少なかれ、健康被害に苦しみ、生活面での苦境に立たされている点では同じだ。団長の「裁判の決意」が心に沁みてくる。

第一回「口頭弁論」（刑事裁判の公判にあたる）は二〇一一年三月三日に開かれた。そこでの徳田靖之弁護団長の「意見陳述」はこの裁判の特徴を言い当てている。

「携帯電話の中継基地局の操業差止めを求めるいわゆる電磁波訴訟は、全国各地で提起されており、特に九州に集中しています。私はこれまでに二件担当してきました。これらの訴訟の争点については（中略）、いずれも、電磁波による健康被害発生の『おそれ』があるかどうかが争われました。（中略）ところが、本件訴訟において原告らが訴えているのは、本件中継基地局から放出される電磁波によって現に深刻な被害を生じているという事実であり、この点において、従来の各地における同種訴訟と決定的にその前提を異にしています。その意味で本件訴訟は、わが国において、電磁波による健康被害の発生の有無を争うはじめての訴訟ということになります。裁判所におかれては、この点を先ず正確に認識していただきたいと願います」

日本初の「健康被害の発生の有無を争う係争」に弁護士側ははじめ消極的だった。理由は、健康被害の発生を前面に立てて争うと、立証責任が原告側（住民側）に求められるからだ。つまり健康被害と電磁波との因果関係の立証をしなくてはならなくなる。住民側に立証の知識と組織（資金面も）はなく、立証は困難である、と弁護士側は考えた。これを覆したのは、二〇〇九年八月に徳田靖之弁護士外五名の弁護士が大貫五丁目に被害調査に来たことだ。そこで弁護士たちは「健康被害の実態があまりにもひどいことに驚いたと同時に憤りを感じた」。それほど大貫五丁目の実態はひどい。この日を契機に、弁護士たちは「健康被害を受けていることを正面に立てて、ＫＤＤＩと徹底的に争う」ことを決意する。

裁判はこれまでに一三回開かれた

すでに裁判は一三回開かれ、二〇一二年二月十五日に結審した。

口頭弁論の中心は「原告本人尋問」と「証人尋問」であった。今回の裁判は「被害の立証」に重点があるので原告本人による生々しい証言が核になる。どういう健康被害が出ているのか、基地局から離れると症状はどうなるのか。もし緩和されるのならば基地局との因果関係の証明になる。発症はいつなのか。基地局稼動前に健康状態はどうだったのか。健康面だけでなく、テレビやＣＤプレーヤーや車体で発生する異常と基地局電磁波の関係、等々具体的な証言が展開された。

証人尋問は、電磁波環境研究所を主宰する荻野晃也氏、北里大学医学部名誉教授の宮田幹夫氏、沖縄県の医師・新城哲治氏の三人である。

日本の電磁波問題研究の第一人者である荻野晃也氏は、主に大貫五丁目の基地局周辺で測定された値の意味する点を証言された。

宮田幹夫氏は書面証言であった。特に「電磁波曝露の影響について医学的見地からどのような機序（仕組み）によるのか」という質問に次のように回答した。

「電磁波の曝露での発症機序までは、まだ詳しくはよくわかっていません。しかし、電磁波が、活性酸素を増やし、過酸化脂質を増やし、神経伝達物質の変調をきたします。また、老化を促進し、発ガン性を高め、精子の異常、先天異常、うつ、神経の変性疾患の促進、認識機能の変調、血液脳関門の拡大による化学物質の脳への直接障害、などをきたします。免疫系も変調をきたします。生き物は、電気で動いています。電磁波により変調をきたすことは、当然なのです。（後半省略）」

新城哲治氏は、那覇市のマンションに設置された基地局が原因で六人家族全員に健康被害が出て、一時避難生活を強いられたこと、調べたら、家族だけでなく、マンションの他の住民にも健康被害が出ていたこと、基地局稼働中は全体で一七〇あった症例（複数回答）が、撤去後に八分の一の二二に激減したこと、等被害実態について具体的な証言をされた。

また、二〇一一年五月三〇日には、宮崎地裁延岡支部の裁判官三名が約二時間にわたって、「現地見分」を行なった。

判決日は二〇一二年十月十七日

これまでの基地局裁判で培った資料、ノウハウを総動員し、現時点における最高レベルの弁護活動が延岡裁判で展開されているといえよう。裁判は一三回におよぶ精力的な口頭弁論を終え、二〇一二年二月一五日に結審した。判決は二〇一二年十月十七日に出る。

問題は日本の司法界を覆う〝雰囲気〟である。基地局電磁波による被害に有無を問う、日本で初めての裁判であり、一度、原告有利判決が出れば、全国の携帯電話中継基地局建設に与える影響は絶大である。裁判官は〝雰囲気〟に負けず、法廷で展開された事実に基づいて勇気をもって判決を下すことを願う。二〇一一年四月二〇日に開かれた口頭弁論での徳田靖之弁護団長の意見陳述を最後に紹介する。

「私たちの国は今、東日本大震災という未曾有の惨禍に見舞われています。中でも福島第一原子力発電所の惨状は、『原発安全神話』の崩壊とともに、全世界を震撼させるに至っています。こうした事態を引き起こした東京電力やこれを推進した政府あるいは専門家と称する『科学者』たちの責任が厳しく問われるべきことは言うまでもないことですが、私は今、幾多の『反原発訴訟』において、彼らに追随して、その安全性にお墨付きを与え続けてきた裁判所の責任も問われているのだと思います。

これらの訴訟では、政府や電力会社が誇示する安全性の主張に対して、住民から想定以上の事態が生じた場合に対応できるかという疑問が投げかけられ続けましたが、『そのような事態を想定する必要はない』との専門家と称する人々の見解が横行し、裁判所は、これを安易に受け入れて、住民の声に耳を傾けることを拒み続けてきました。こうした惨状に直面した今となってみると、こうした住民の当時の疑念は、実に穏当且つ常識的な疑問だと思えるのに、どうして、当時の裁判所は、無視し続けてきたのでしょうか。

私たち司法に携わる者には今、この問いが厳しく投げかけられています。具体的な根拠もなく、『安全』を声高に主張する者を疑ってかかることを求めているのです」

第六章　新しい技術で増える電波

網代太郎

携帯電話機から発信される電波（高周波電磁波）と脳腫瘍の相関性がいくつかの研究で示され、また、携帯電話基地局近隣住民が健康被害を訴えるなど、高周波電磁波の問題の中心は、携帯電話電波の問題だと言える。しかし、携帯電話だけでなく、新しい電波利用サービスの開始によって、生活環境中の電波の量は増え続けている。また、新しい技術の開発によって、これまでになかった周波数や変調方式など、電波の種類も増えている。私たちは日々の生活の中で、ますます多くの電波に被曝し、しかも、従来なかった新しい種類の電波に被曝することを余儀なくされている。私たちの健康には影響しないのだろうか。

第一節　地デジと東京スカイツリー

テレビタワーは安全か

携帯電話中継基地よりも格段に大きな出力の電波を送信する、テレビやラジオの放送タワー。それらの周辺で、がんの発症リスクが増加するとの研究報告がある。

例えば、オーストラリアの電信電話会社「テルストラ」の専属医だったホッキングらは、シドニー郊外にある三つのテレビ・ラジオ放送タワーと一四歳以下の小児がんとの関係を調べ、一九九六年に報告した。(注1) 三つのタワーから近い三自治体と、その周囲の六自治体を比較したところ、脳腫瘍の発症率と死亡率の増加は見られなかったが、白血病の発症率は一・五八倍（九五％信頼区間一・〇七〜二・三四）、死亡率は二・三二倍（同一・三五〜四・〇二）と、有意に増加した。リンパ性白血病に限ると、発症率は一・五五倍（同一・〇〇〜二・四二）、死亡率は二・七四倍（同一・四二〜五・二七）であった。

東京タワーはどうか

「科学と社会を考える土曜講座」（現・NPO法人市民科学研究室）などは二〇〇〇年七〜一〇月に、現在の東京タワーから半径二キロメートル以内の二五五地点で電磁波を測定した。全測定地点で日本の基準を下回っていたものの、諸外国の指針値（イタリアやロシア一〇μW／㎠、スイス約二・四μW／㎠）と比べて高い地点もあった。電波による健康影響については「疾病の発症データが不備であるために、残念ながら東京タワー周辺地域を直接の対象にした疫学研究は困難であると言わざるを得ない(注2)」とのことで、ハッキリしたことはわからなかった。ただし同団体は、小児白

注1：Bruce Hocking ら"Cancer incidence and mortality and proximity to TV towers"　一九九六年　http://www.mja.com.au/public/issues/dec2/hocking/hocking.html

血病発症率の全国平均をもとに、東京タワーが立地する港区における一九五八年（東京タワー完工）から二〇〇〇年までの死亡数を計算すると五人となるところ、統計に示された実際の死亡数は一七人なので、「かなり多い感じがする」ともコメントしている。(注3)

地上波デジタルテレビ放送

テレビの地上波デジタル放送（地デジ）は二〇〇三年一二月に一部地域で始まり、放送エリアが順次拡大され、アナログ放送と並行して行なわれた後、二〇一一年七月にアナログ放送が終了して「完全地デジ化」した（東日本大震災による被害が大きかった岩手、宮城、福島の三県のみ、二〇一二月三月までアナログ放送を継続）。

筆者は地デジ化じたいが不必要だったと考えるが、それは拙著『新東京タワー』（緑風出版）で論じているので、ここでは繰り返さない。

アナログ放送と比べるとデジタル放送のほうが、より弱い電波でテレビがきれいに映る。そのため、デジタル放送電波のほうが出力は小さくなり、アナログ放送電波より人体への影響も小さい、と説明されることがある。

しかし、そう単純な話ではない。携帯電話も開発当初はアナログ電波だったが、第二世代以降のデジタル携帯電話が急速に普及したことから、アナログ電波とデジタル電波を比べる研究が行なわれた。その結果、アナログ電波よりもデジタル電波（デジタル変調された電波）のほうが人体などへの影響が大きい可能性を示す研究結果が多数報告された。[注4]

電波の変調

音声や画像などの情報を電波に乗せることを、変調という。自然界に存在している電磁波は、図1のような「正弦波」と言われる単純な波形が基本だ。放送や通信では、この正弦波を搬送波（情報を運ぶための電波。キャリアともいう）として使い、そこに情報を載せる「変調」という操作を行なう。

ラジオの「AM放送」「FM放送」は、それぞれ、振幅変調（Amplitude Modulation）、周波数変調（Frequency Modulation）という変調方式が語源だ。振幅変調では図2のように、情報（映像信号、音声信号など）に合わせて電波の振幅（強さ）を変える。周波数変調では図3のように、情報に合わせて電波の周波数を変える。アナログテレビ放送の映像は振幅変調、音声は周波数変調で

注2：科学と社会を考える土曜講座『東京タワーの電磁波リスク・調査報告　資料集』二〇〇二年、「東京タワーの電磁波リスク調査報告　概要」二頁
注3：科学と社会を考える土曜講座、前掲資料、二二頁
注4：植田武智『しのびよる電磁波汚染』コモンズ、二〇〇七年、三六頁

図１　正弦波（変調前）

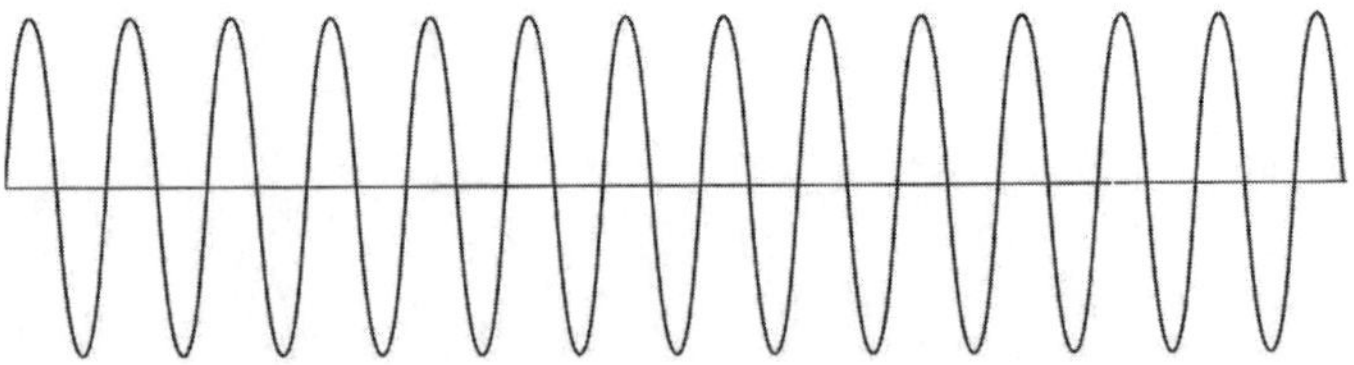

図２　振幅変調（ＡＭ）

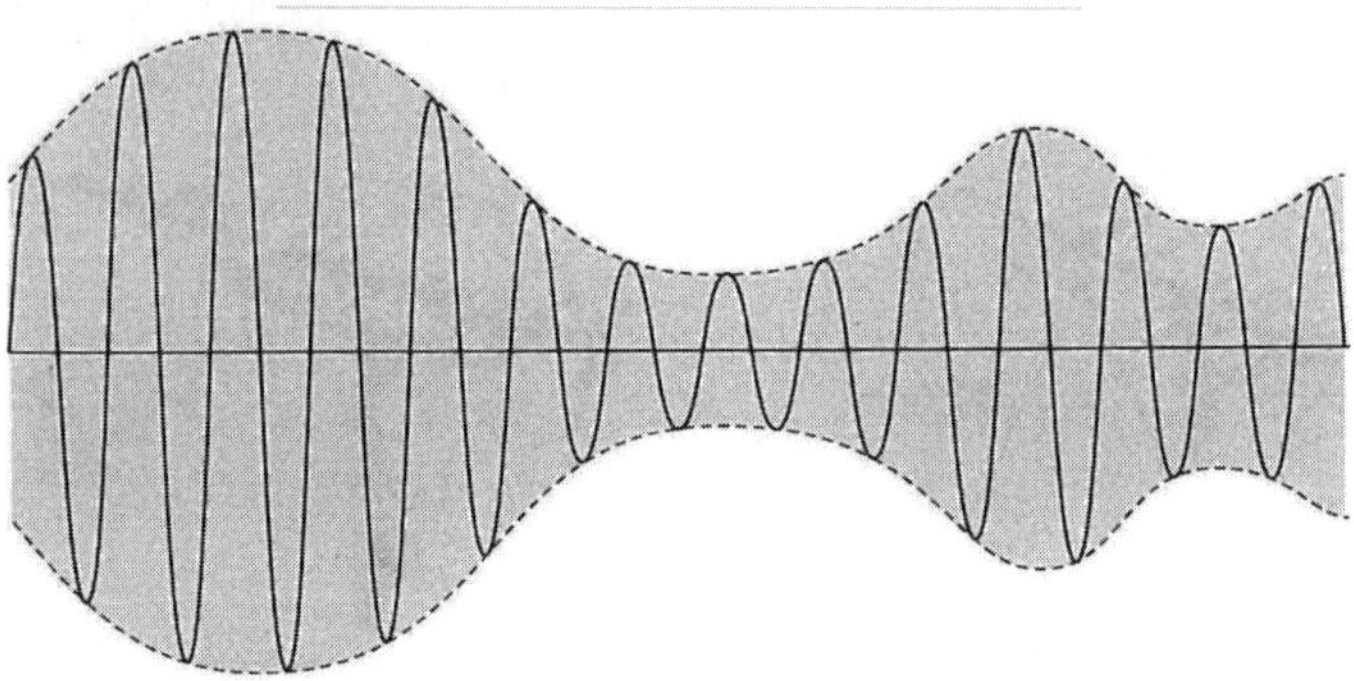

図３　周波数変調（ＦＭ）

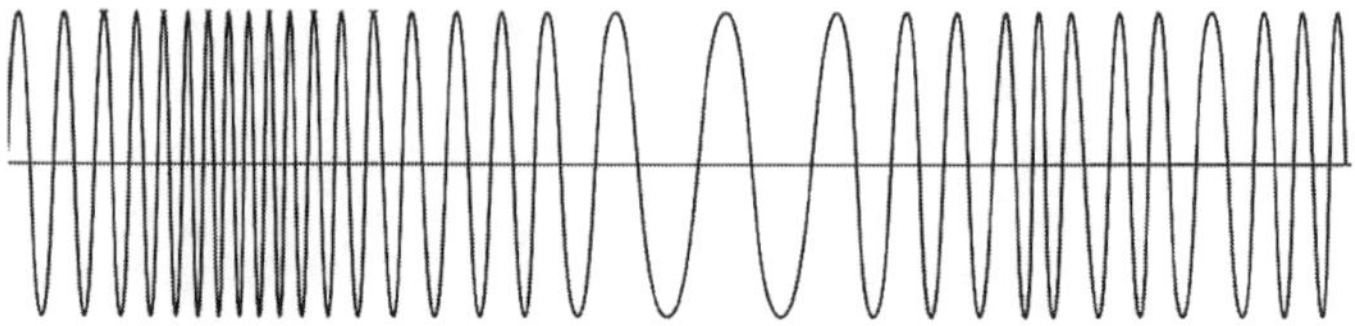

図４　位相変調（ＰＳＫ）

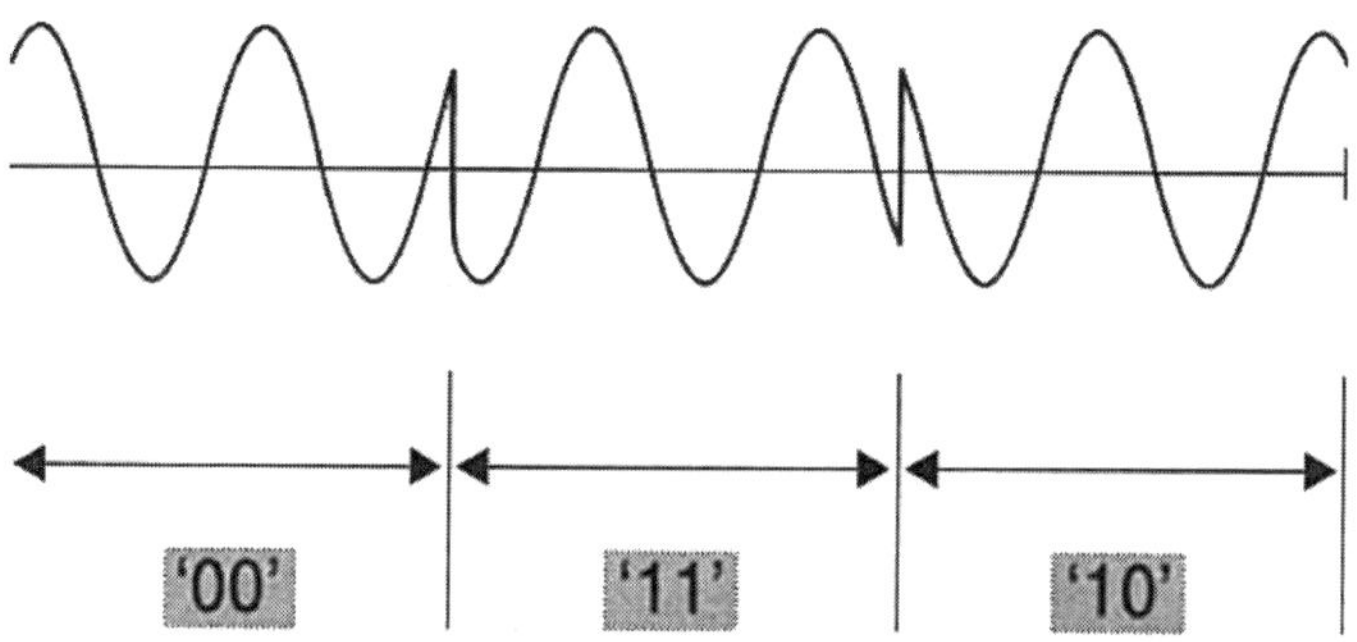

図５　直交振幅変調（ＱＡＭ）

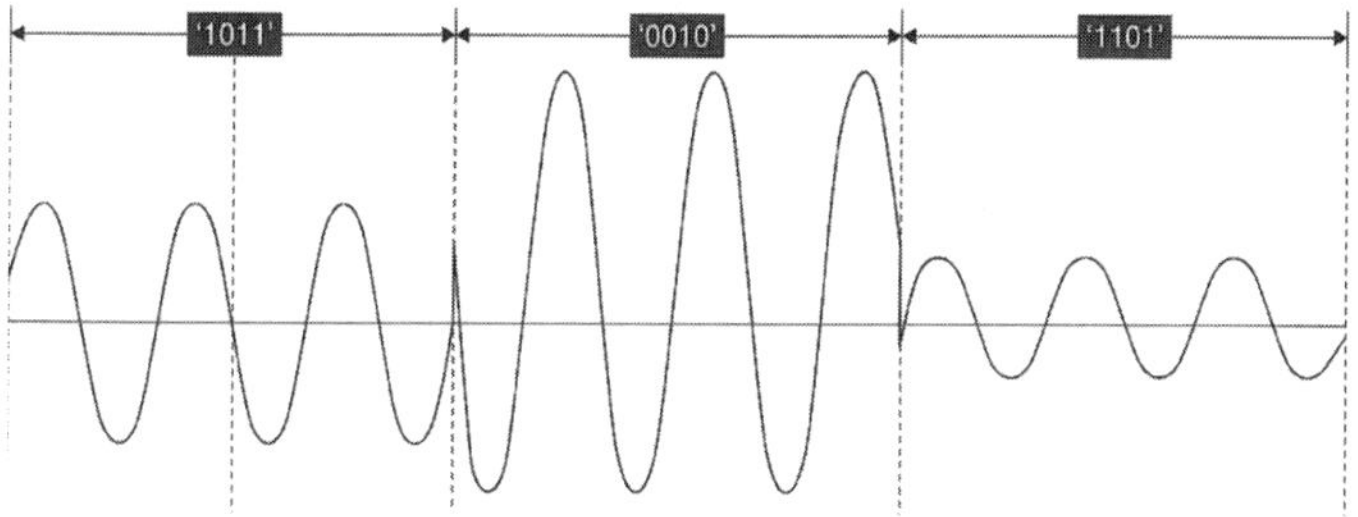

（亀山渉、花村剛監修『改訂版デジタル放送教科書（上）』インプレス、2004年、30～42頁）

ある。

これに対して、デジタル符号を載せる変調は、電波の波の向きや出始めの位置を変える「位相変調」（ＰＳＫ）を用いることが一般的だ。図４はＰＳＫのうち、一波形（一シンボル）あたり二ビットの情報を送信できるＱＰＳＫだ（〇か一のどちらなのかを示す情報量を「一ビット」という）。地デジなどは、さらに多くの情報量を載せられるよう位相変調と振幅変調を組み合わせた「直交振幅変調」（ＱＡＭ）を利用している。図５はＱＡＭのうち、一波形あたり四ビットの情報を送信できる一六ＱＡＭの例である。地デジではさらに情報量が多い六四ＱＡＭも使用している。

このような複雑な波形の電波は、自然界の電波とかけ離れたものである。元山梨大学講師の有泉均さんは「電磁波照射による細胞からのカルシウムイオン流出のような、弱い電磁波による生体への影響は、そのエネルギーではなく変調を受けた信号の作用によるものです。地上デジタル放送電波のように短時間で振幅や位相が激しく変化するような変調では、信号の作用が強まり、生体への影響が大きくなる恐れがあります」と指摘していた。

変調方法以外でも、日本の地上デジタル放送は、周波数が異なる複数の搬送波を使うマルチキャリア方式を用いるなど、アナログテレビ放送にはない、新たな技術を採用している。このような〝新しい種類の電波〟は、人類を含む地球上の生物が、環境に適応しながら世代を重ねてきた歴史上には存在せず、ごく最近になって初めて登場したものだ。

地デジ電波で体調悪化

実際に、地デジ電波で体調が悪化したと訴える方々がいる。

東京都内に住む男性会社員（三六歳）は、二〇〇四年八月に東京タワーからの地デジ電波の出力が上がったことにより、自分が電磁波過敏症を発症したと話していた。[注5]また、福岡市の小山ゆみさん（四二歳）は、自宅から約七キロメートルの場所にある福岡タワーが地デジの試験放送を始めた二〇〇六年三月から体調が悪化し、北里研究所病院（東京都）の主治医から「電磁波過敏症かもしれない」と言われた。[注6]

東京スカイツリー

地デジ電波を大出力で送信する新タワーが、東京都墨田区に建設された。

東京タワーから地デジ電波の送信が始まった二〇〇三年一二月、在京テレビ六社（ＮＨＫ、日本テレビ、テレビ朝日、ＴＢＳ、テレビ東京、フジテレビ）は「在京六社は（略）二〇一一年に予定

注５：網代太郎『新東京タワー～地デジとボクらと、ドキドキ電磁波』緑風出版、二〇〇七年、八四頁
注６：加藤やすこ『ユビキタス社会と電磁波』緑風出版、二〇〇八年、七四頁

されている、アナログ放送停止までのデジタル放送全般の幅広い普及と、デジタル放送特有の機能の有効利用を図るためには、六〇〇メートル級新タワーの有効性は高いとの共通認識に達しました」と表明。(注7)これを受けて新タワーの誘致合戦が本格化し、さいたま市、東京都足立区などが名乗りを上げた。墨田区は二〇〇四年一一月に新タワー誘致を表明し、立候補としてはもっとも遅いほうだった。

その後の経過は省略するが、結果として墨田区は誘致合戦に〝勝利〟し、二〇〇六年三月、在京テレビ六社は墨田区を「最終候補地」にすると表明した。しかし、新タワーの〝店子〟であるテレビ六社と、新タワーを建設し所有する〝大家〟の東武鉄道(の子会社)との間で利用予約契約が締結され、新タワー建設が正式決定したのは二〇〇七年一二月であり、それまでに実に一年半以上も要したのである。この間の二〇〇七年九月、東京タワーを経営する日本電波塔がテレビ六社に対し、二〇一一年七月の「完全地デジ化」以降も継続して東京タワーを利用するよう正式に協議を申し入れ、新タワー計画に対抗した。テレビ各社は東京タワーと新タワーを両天秤にかけ、東武から少しでも良い条件を引き出そうと粘っていたことは想像に難くない。

テレビ各社と東武の交渉に時間がかかったこともあり、新タワーは「完全地デジ化」に間に合わず、展望台など観光客向けの開業が二〇一二年五月となり、地デジ電波送信開始は二〇一三年一月までずれ込んだ。

新タワーには「東京スカイツリー」という名前が付けられ、高さは当初の約六一〇メートルから六三四メートルに変更されて「世界一」高いと言われている。しかし、ドバイの「ブルジュ・ハリーファ」（八二八メートル）ビルのほうがはるかに高く、スカイツリーは「電波塔の中では世界一」というのが正確な表現である。

ウソから生まれたスカイツリー

スカイツリーの建設目的について、建設主体である東武鉄道子会社の「新東京タワー株式会社」（現・東武タワースカイツリー株式会社）は二〇〇六年に開設したウェブサイトで「デジタル電波による安定した美しい映像を、関東一円に届けるために、従来よりも高いテレビ塔が必要となりました」と説明した。(注8) 新タワーを誘致した墨田区は、東武によるこの説明内容を訂正しなかった。このため、多くの周辺住民や視聴者が「地デジ化には新タワーが必要」と誤信した。しかし、東京タワーからの電波によって関東の「完全地デジ化」が達成され、地デジにはスカイツリーが「不要」だったことが証明されたことにより、東武による右の説明が虚偽だったことが確定した。

新タワーによるテレビ視聴者への恩恵は、ワンセグ放送受信時にビル陰等の影響を受けにくくなることだけである。では、なぜ新タワーが建てられたのか。東武は新タワーで観光客などを誘

注7：在京テレビ六社「在京六社新タワー推進プロジェクト発足について」二〇〇三年一二月一七日
注8：http://www.rising-east.jp/faq.html（現在は閉鎖）

致して儲けたいと考えた。在京テレビ六社は、携帯端末の普及を目のあたりにして、ワンセグを普及させれば何かうまみのある商売ができると夢を見た（ただし、ワンセグで稼ぐための新たなビジネスモデルはいまだに何もない）。墨田区役所幹部は、スカイツリー誘致で政治的名声を得るとともに、周辺開発による利権に期待した——。このようなところが新タワーを建てた本当の理由であろう。

日本共産党墨田区議団が行なった「二〇一〇年五月区民アンケート」によると、「新タワー建設で心配されている問題は、ありますか」との質問に対し、もっとも多かった「交通渋滞」（二八二名・五〇・一％）に次いで多かったのが「電磁波など健康被害」（一六七名・二九・七％）だった。心配は「特になし」は五五名（九・八％）だった（回答者五六二人による複数回答）。

スカイツリーがマスメディアでたびたび取り上げられることで、商機と見ている地元の方々もいる一方、住み慣れた町が騒がしくなってきたことへの違和感や電磁波への不安から「来てくれと頼んだわけではない」という地元住民の声が筆者にも寄せられている。

スカイツリーへの移転で受信障害

東京スカイツリーは地デジのために必要などころか、むしろ一部の視聴者に不利益をもたらす。現在の東京タワーから東京スカイツリーへ電波の送信場所が移動することによって、新たな受信障害地域が発生する可能性がある。両タワーに挟まれた地域などでは、電波のビル陰の方角が変わるからだ。また、視聴者がアンテナの向きを変える必要性や、他の電波との混信の恐れも指摘されている。

総務省は在京テレビ六社に対して二〇〇七年一二月一二日付で、新タワー移転に伴う影響の内容、規模及び程度や、それらへの対応策などについて翌年四月までに回答するよう求めた（ローカル局である東京ＭＸテレビに対しては、同社による新タワー移転方針決定後、二〇〇八年一二月に同様の要請をした）。

六社は連名により二〇〇八年四月二三日付及び同年七月三一日付で、総務省へ回答書を提出（ＭＸテレビも二〇〇九年三月二五日付及び同年四月二三日付で提出）。これらの回答を踏まえて総務省の奥放送技術課長は二〇〇九年一月一六日に開かれた地デジについての審議会で、委員らに以下のように説明した。

「（東京タワーと東京スカイツリーの）方向が大きく変わるというところは、主として東京二三区とか、そういった比較的タワーから近いところであるので、非常に電波の強さが強いところでもあり、必ずしもアンテナの向きがタワーを向いてなくても、引き続き今のままで視聴可能であろうということである。比較的電波が弱いところは、距離が離れているので、相対的にアンテナの方向というのは変わらないということで、それについても影響はほぼ出ないだろうということである。あと、ビル陰の影響についても同様であり、スカイツリーというのは、東京タワーに比べタワーの高さがかなり高くなるので、比較的影響の出やすい都心部においては、そのビル陰の影響はほとんど出ないだろうと。あと、離れているところについても、基本的には新タワーと旧タワーの方向が遠いところではさほどずれないということで、ビル陰の影響も大きく変わらないだろうということであるので、現時点においては視聴者への影響はほとんどないのではないかという見方である。仮にもし影響が出るという場合においては、これは放送事業者の事業上の都合で移転するということであるので、放送事業者側で責任を持っていきたいということでお話を伺っているという状況である(注9)」

「視聴者への影響はほとんどない」という総務省の説明が本当なのかを確認するために、筆者は総務省に対し、テレビ各社による回答文書などの開示を請求した。それらには、新たな混信が想定される地域や、新たなビル陰障害が想定される地域について図示され、混信の発生規模についての文章が書かれていたが、図も文章もほとんどすべて墨塗りされ、非開示とされた。非開示部分については「当該法人の内部情報であり、公にすることにより、当該法人の権利、競争上の地位その他正当な利益を害するおそれがあるため」などの非開示理由が付けられた。また、筆者は同時に、テレビ各社による回答の妥当性について総務省(又は総務省が委託等を行なった第三者)が検討評価した文書についても開示を求めたが、そのような文書は不存在とのことであった。

筆者は納得できなかったので、総務省に対して二〇〇九年八月に情報不開示決定への異議を申し立てた。異議申立ては法律に基づき、情報公開・個人情報保護審査会に諮問され、同審議会で審議された。テレビ各社はそれぞれ、同審議会に情報不開示を求める「意見書」を提出した。意見書には以下の通り書かれていた。

「（筆者が開示を求めた）提出資料には、二〇〇八年四月及び七月段階で暫定的に実施したシミュレーション検討による予測値を元に作成しています。（略）今後の検討制度の向上や受信対策技術の具体化・効率化等により、二〇〇八年四月段階の発生予測と二〇一一年の新タワーへの移転の伴い（ママ）生じる受信件数や規模には相当の乖離があると考えています。（略）（当該資料が）公表されますと多くの受信者等に無用の混乱を与えることにもなりかねません」（株式会社テレビ朝日提出の二〇〇九年六月一六日付「行政文書の開示に関する意見書」）

他のテレビ各社の意見書もだいたい同じ内容だった。すなわち、筆者が開示を求めた資料の墨塗りの下に〝受信障害などがそれなりの規模で発生する〟ことが記載されていることを、テレビ各社自らが事実上認めたのに等しいのだ。にもかかわらず、総務省課長は「視聴者への影響はほとんどない」と公の場で明言していたことになる。情報を隠したうえでウソをつくのは、原子力発電所の問題と変わらない、日本の官庁の体質だ。

筆者の異議申立てについては、同審議会は一年半以上もかけて審議した末、二〇一一年六月一三日付で、不開示を妥当とする答申を出した（ただし、審議中の同年二月に総務省が墨塗り部分のう

注9：総務省「情報通信審議会地上デジタル放送推進に関する検討委員会（第四二回）議事要旨」一二〜一三頁
http://www.soumu.go.jp/main_content/000111113.pdf

図6　東京スカイツリーからの電波強度の予測（環境アセスメントによる）

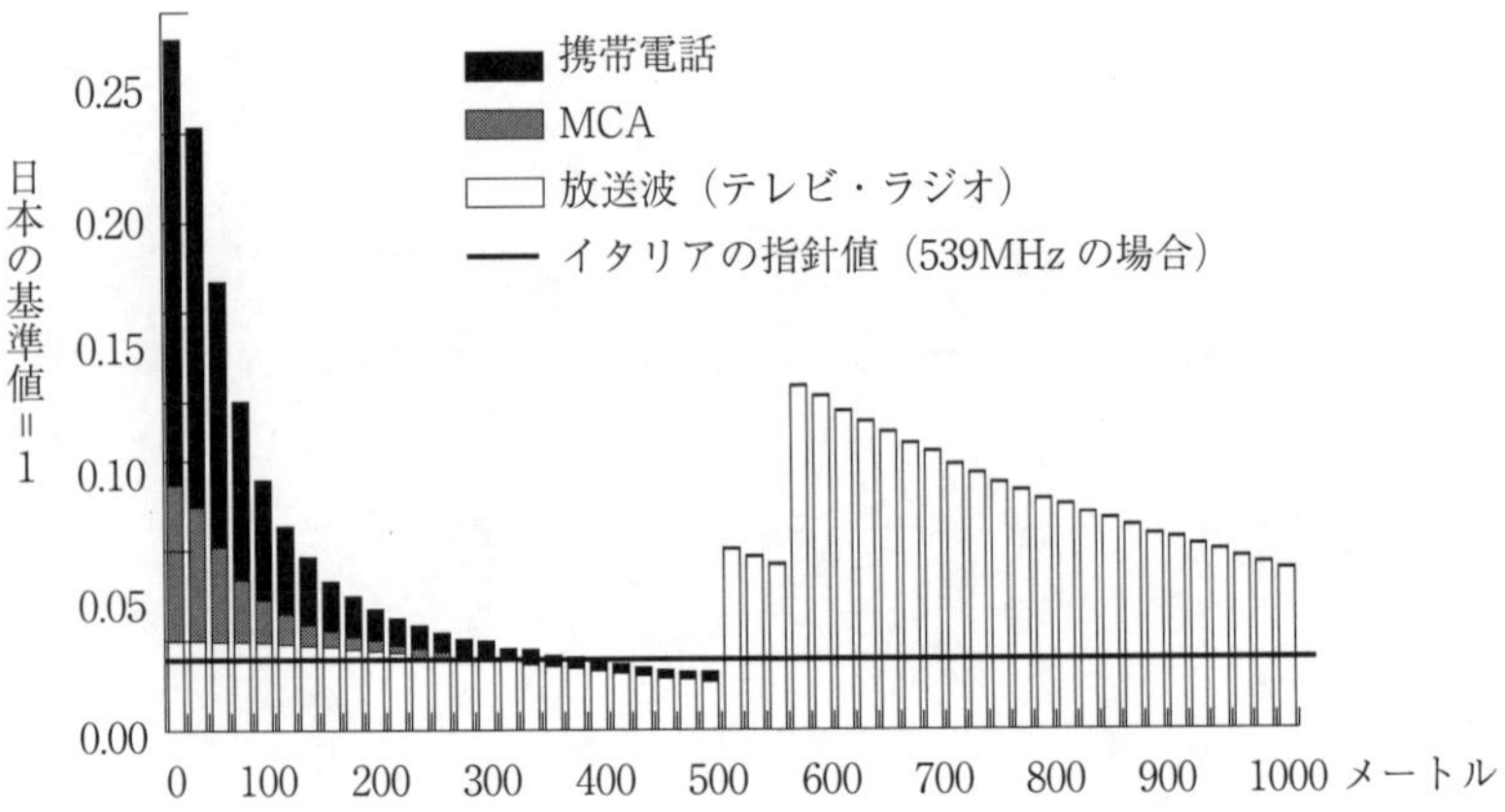

出典）環境影響評価提案　業平橋押上地区開発事業　—資料編—」347〜355 頁の数値に基づき網代作成

ち、ごく一部の追加開示を認めた）。

イタリア、中国では建てられない

新タワー建設事業は東京都環境影響評価条例に基づき、環境影響評価調査（環境アセスメント）の対象となり、事業者である東武鉄道とその子会社が環境アセスメントを行なった。新タワーからの電波に対する住民の不安は根強く、住民からの要望を無視できずに、条例に規定されていない「電波（電磁波）」も評価の対象となった。

二〇〇七年八月に東武がまとめた環境影響評価書案は、新タワーからの電波送信によってもたらされる周辺地域における電磁波上昇レベルの予測値を示し、それらは国の「電波防護指針」を下回っているため「地域住民の日常生活に影響を及ぼすことはないものと考える」と予測した。

人体に急性影響を及ぼさない程度の弱い電波の長期曝露による健康影響の疑いが否定できないとして、海外では予防原則の考え方などから、日本の電波防護指針に比べて格段に厳しい指針値などを設けている国や自治体がある。例えば、イタリア、中国では、日本の〇・〇二八倍程度（五三九メガヘルツの場合）という低い数値に設定している。(注10)

新タワーの環境アセスメントで示された予測値をもとに計算すると、新タワーから一〇〇〇メートル以内のほとんどの距離でこの〇・〇二八を上回り、一〇〇〇メートルを超えても、なおしばらく上回りそうだ（図6）。

東京スカイツリーからの電波は、環境アセスメントで示された数値に基づけば、イタリアや中国などでは安全だとは認めてもらえないのだ。

天津タワー周辺に「高層の建物は建てない」

中国と言えば、このような話がある。

注10：在京六社の地デジ電波は五二一～五五七ヘルツ。その中央値であるテレビ朝日五三九ヘルツという数値を使って計算すると、日本の基準値は「周波数（ヘルツ）÷一・五」なので、539÷1.5≈359.3μw/cm²。イタリア、中国などは一〇μW／㎠。10÷359.3≈0.028となる

墨田区と北京市石景山区との友好交流協定締結一〇周年を記念して、二〇〇七年一〇月に、山﨑昇・墨田区長を団長とし、区議会議長、区議有志からなる友好親善訪問団が訪中した。墨田区が新タワーを誘致した関係から、訪中団は天津市の天津テレビ塔（天津タワー。高さ四一五メートル）を視察した。その時、山﨑区長は中国の案内役の方に「タワーの電磁波による健康影響はありますか」と質問をした。山﨑区長は「影響はありません」という答えを期待したであろう。ところが中国の方は「影響はあります。しかし、基準値内ですし、周辺に高層の建物は建てないようにしています」と説明した。山﨑区長は黙ってしまったという。これは、訪中団の一人から筆者が聞いた話だ。

テレビ塔は広いエリアへ電波を送るため、送信アンテナに近い高さでは電波が強くなっており、高層住宅の住民は強い電波の直撃を受ける恐れがある。このため、中国では周辺に高層建築物を建てないよう配慮されているものと考えられる。一方、スカイツリーから約一キロメートル南の錦糸町駅周辺や、約九〇〇メートル北東の曳舟駅周辺では再開発が進み、超高層住宅が建てられている。住民の健康が心配だ。

人口密集地に建設

イタリアや中国などでは建てられない東京スカイツリーが、日本では人口密集地に建設される。

写真　下町を威圧するように建つ東京スカイツリー（2011年12月、筆者撮影）

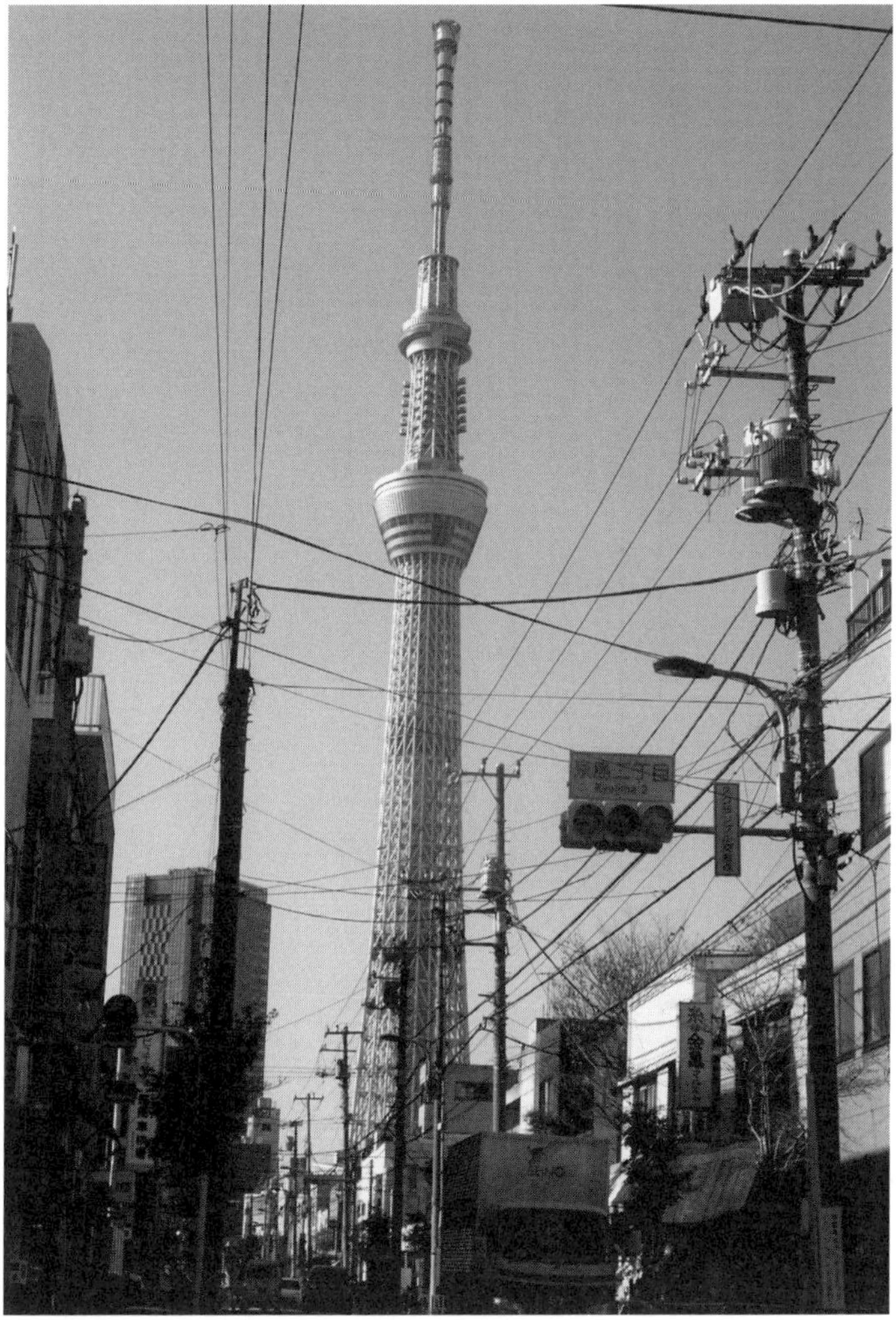

東京スカイツリーからおよそ一キロメートル以内に位置する墨田区、江東区の各町の人口を合計してみたら、約九万三五〇〇人となった。一キロメートル以内だけで一〇万人弱が居住しているのだ。もちろん、一キロメートル以遠にも大勢が住んでいる。ちなみに、東京タワーからおよそ一キロメートル以内に位置する各町の人口の合計は、約三万八八〇〇人だった。(注11)

スカイツリーが立地する墨田区押上の周囲は、住宅や商店、町工場が混在した下町で、高い建物は多くない。木造の住宅も多く、コンクリート造の建物よりも電波をよく通すので、住民の被曝量がより大きくなる恐れがある。特に成長途上で電磁波の影響を受けやすい可能性が指摘されている子どもたちの多くは、自宅や、自宅から近い保育園、学校などへ通い、毎日二四時間、スカイツリーからの電波を浴び続けることになる。

「無差別爆撃兵器」

人工密集地の真ん中にこのようなものを建てることがいかに非常識か、早くも目に見える形で現れた。東京都内などでまとまった雪が降った二〇一二年一月二四日、東京スカイツリーに積もった雪の塊が周囲に落下し、住宅のベランダのプラスチック屋根など三カ所が破損したと報じら

注11：港区、墨田区、江東区のウェブサイトで公表されている、住民基本台帳に基づく町丁目別人口データ（二〇一一年一二月一日現在）をもとに計算（日本国籍でない住民は含まれていない）。

図７　東京スカイツリーからの電波送信スケジュール

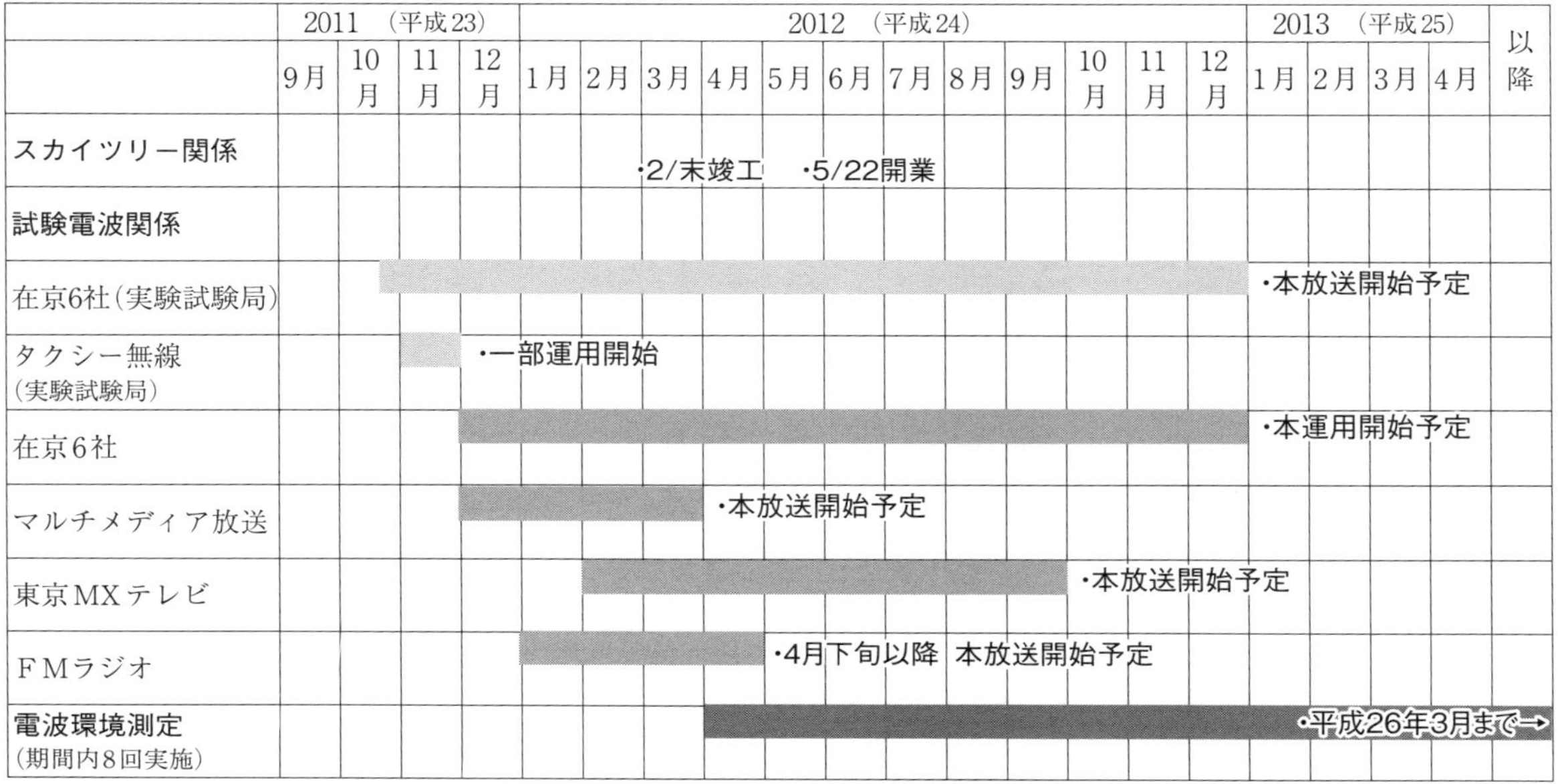
2011　（平成23）
2012　（平成24）
2013　（平成25）
以降
9月
10月
11月
12月
1月
2月
3月
4月
5月
6月
7月
8月
9月
10月
11月
12月
1月
2月
3月
4月
スカイツリー関係
・2/末竣工
・5/22開業
試験電波関係
在京6社（実験試験局）
・本放送開始予定
タクシー無線
（実験試験局）
・一部運用開始
在京６社
・本運用開始予定
マルチメディア放送
・本放送開始予定
東京MXテレビ
・本放送開始予定
ＦＭラジオ
・4月下旬以降 本放送開始予定
電波環境測定
（期間内８回実施）
・平成26年3月まで→

東武タワースカイツリー株式会社「東京スカイツリーにおける電波関係のご報告」2011年11月10日

れた。壊れたのはベランダ屋根のほか、倉庫の屋根と車の背面ドアの一部で、いずれもプラスチック製で、割れたり、ひびが入ったりしたという。(注12) タワー北側の鉄骨部分にも着雪があり、時折、雪が直径五～三〇センチメートルの板状になったものが風に舞いながら落下したとのことだ。(注13) 落下の範囲は周囲約一〇〇メートルに及んだとの報道もあり、(注14) 風速によってはもっと遠くへ飛ぶかもしれない。人にぶつかり、当たり所が悪ければ死んだかもしれない。ツイッターでは「危ないもの建てんな」「スカイツリーって無差別爆撃兵器だったのか」との発言も見られた。

地デジ以外の電波も

東京スカイツリーが建てられれば、地デジ以外にもいろいろなアンテナが設置されて、電波の種類や量はどんどん増えていくだろうと筆者は予想していたが、残念なことにその予想は当たってしまった。

地デジ以外に、タクシー無線、マルチメディア放送、FMラジオの電波送信が行なわれるのだ。このほか、環境影響評価書によると、携帯電話基地局の設置も想定されている。

二〇一一年一〇月一九日からは、試験電波送信が開始された(図7)。

アナログ放送のテレビタワーであっても、安全であるという保証はない。まして、人口密集地に建設され、地デジという新しい電波を出す東京スカイツリーは、国や墨田区、東武鉄道が言うように安全であるという保証はまったくない。地元に住む筆者は健康影響が発生しないことを願っているが、たいへん危惧しているのである。

第二節　スマートメーター

各家庭、事業所の電気・ガス・水道メーターを「スマートメーター」に置き換えようと、政府は動いている。スマートメーターは通信機能などを備えたメーターで、通信のために電波を出すことから、既に導入されている米国では健康影響の訴えが出ている。

スマートメーターについて経済産業省は、「スマートコミュニティー」を支える機器だと説明している。同省によると、「これからは、太陽光や風力など再生可能エネルギーを最大限活用し、一方で、エネルギーの消費を最小限に抑えていく社会が必要」だが、「自然を利用した発電は天候によって発電量が変化し」「電力の消費量も、刻々と変わ」るため、「家庭やビル、交通システ

注12：朝日新聞社 http://www.asahi.com/national/update/0214/TKY201202140740.html
注13：スポーツニッポン新聞社 http://www.sponichi.co.jp/society/news/2012/01/25/kiji/K20120125002499600.html
注14：読売新聞社 http://www.yomiuri.co.jp/national/news/20120124-OYT1T00511.htm

ムをITネットワークでつなげ、地域でエネルギーを有効活用する次世代の社会システム」として、スマートコミュニティーが必要になるという。スマートコミュニティーが実現した「二〇三〇年」のイメージとして、同省は「暑い夏の日。冷房の利用で電力需要は予測を上回る」と、「コントロールセンターでは各家庭の電力使用を抑えると共に太陽光発電による電力を積極的に使うよう、信号を出し」「あらかじめ各家庭が設定していたプログラムにもとづき、（家庭内の冷房などが）一時的に省エネモードに切り替わったりいったん、停止」（カッコ内は筆者）するなどが自動的に行なわれると例示している。(注15)

このように、各家庭での電気の使用量や使用状態を「コントロールセンター」や電力会社などへ刻々と送信したり、各家庭内の家電を自動的に制御する信号などを受信するために、通信機能が付いたスマートメーターが必要だというのだ。このような未来都市のようなことが実現できるのか、また、実現する必要があるのか、大いに疑問だが、スマートメーターで、より手っ取り早く実現できる「メリット」は、検針員が各家庭などを回る手間を省略できることである。

政府はエネルギー政策基本法に基づき二〇一〇年六月に策定した「エネルギー基本計画」で、「費用対効果等を十分考慮しつつ、二〇二〇年代の可能な限り早い時期に、原則全ての需要家にスマートメーターの導入を目指す」（五〇頁）と掲げた。二〇一〇年度から五年間で、横浜市、愛知県豊田市、けいはんな学園都市（京都府）、北九州市の四地域で実証実験が行なわれている。

米国では既に導入が進んでおり、「電磁界安全ネットワーク」のウェブサイトには、スマートメーターによる健康被害の訴えが数多く掲載されている。(注16) 例えばサンタクルスのA・M・Cさんは、最近六〜七カ月間、耳鳴り、偏頭痛、目のかすみなどがひどくなったが、生活で変化したことはスマートメーターが設置されたことだけだと述べている。この人は仕事のためメーターから六〜七フィート（一・八〜二・一メートル）の所へ座らなければならないそうだ。

ロサンゼルスのL・Sさんは、スマートメーターが設置されてから耳鳴りが始まり、息子は夜眠れなくなった。スマートメーターのない保育園や、祖父母宅では息子はぐっすり眠れるという。

電磁波の生体影響に詳しい「セイジ・アソシエイツ」（カリフォルニア州）は、スマートメーターの種類、設置状況などの違いによるさまざまな場合を想定して試算をした結果、同州に設置されているスマートメーターからの電波は、その設置または運用の状態によっては、FCC（アメリカ連邦通信委員会）基準違反を広範囲に起こしそうだと結論づけた。(注17)

日本全国約四〇の市民団体・個人で構成する「電磁波から健康を守る全国連絡会」は、約三〇〇の団体・個人による賛同を得て二〇一一年七月、経済産業省と消費者庁に要望書を提出し、「電磁波による健康へのリスクも含めて国民へ広く情報を提供し、関心のある市民や市民団体が

注15：経済産業省「スマートグリッド・スマートコミュニティとは」http://www.meti.go.jp/policy/energy_environment/smart_community/about/fallback.html
注16：http://emfsafetynetwork.org/?page_id=2292
注17：Sage Associates "Assessment of Radiofrequency Microwave Radiation Emissions from Smart Meters" 2011年　http://sagereports.com/smart-meter-rf/

スマートグリッド構築に関わる議論に参加する機会を設けること」などを求めた。

自然エネルギーの活用のためにスマートメーターが本当に必要なのかどうか慎重な検討が必要であり、また、仮に必要な場合でも、無線でなく有線通信を採用することが適当だ。

第三節　高速無線データ通信

続々とサービス開始

電波でインターネットに接続するサービスは、従来の携帯電話やＰＨＳでも行なわれてきたが、携帯電話各社は二〇〇九年ごろから、より高速のデータ通信サービスを開始した。主なものは以下の通りだ。

○ＫＤＤＩ系のＵＱコミュニケーションズ株式会社による「ＵＱ　ＷｉＭＡＸ（ユーキュー　ワイマックス）」（二〇〇九年二月試験サービス開始、同年七月に正式開始）
○ＮＴＴドコモによる「Ｘｉ（クロッシイ）」（二〇一〇年一二月サービス開始）
○ソフトバンクモバイル株式会社による「ＳｏｆｔＢａｎｋ　４Ｇ（ソフトバンクフォージー）」（二〇一二年二月サービス開始）

○イー・アクセス株式会社による「ＥＭＯＢＩＬＥ　ＬＴＥ（イーモバイル　エルティーイー）」（二〇一二年三月サービス開始）

これらの高速無線データ通信（ワイヤレスブロードバンド）は、高速化のために、さまざまな新しい技術を利用している。

「ＵＱ　Ｗ・ｉ・ＭＡＸ」は、「モバイルワイマックス」と呼ばれる規格を利用している。モバイルワイマックスは無線ＬＡＮの技術を発展させたものだが、無線ＬＡＮのようにルータなどと通信するのではなく、携帯電話と同様に基地局を設置する。二・五ギガヘルツ帯の電波を利用している。

「Ｘ・ｉ」と「ＥＭＯＢＩＬＥ　ＬＴＥ」は、ＬＴＥ（Long Term Evolution）という規格を利用している。第三世代携帯電話の技術を発展させたシステムであるため「三・九世代」とも呼ばれている。Ｘｉは二ギガヘルツ帯、「ＥＭＯＢＩＬＥ　ＬＴＥ」は一・七ギガヘルツの電波を使用している。

また、「ＳｏｆｔＢａｎｋ　４Ｇ」は、ＰＨＳの技術を発展させたＡＸＧＰ（Advanced eXtended Global Platform）という規格を用い、二・五ギガヘルツ帯の電波を利用している。

数万基以上の基地局を増設

従来の携帯電話の下り通信速度（理論上の最高値。以下同様）が数～十数Mb／s（メガビット／

秒）に対し、これら最新のデータ通信は、下り四〇〜一一〇Mb／s程度。高速の無線インターネットは便利だが、たくさんの基地局が増設されている。「Xi」のために二〇一四年度末までに五万局が設置される計画だ。[注18]

「UQ WiMAX」の野外基地局は二万局を目指しており、二〇一一年五月までに既に一万五〇〇〇局を設置したという。[注19] 健康被害を心配する基地局建設計画地周辺住民との間で紛争も起きている。[注20]

スマートフォン普及による通信量の急増、それに伴う通信障害の発生により、基地局増強が必要だと当然のように語られている。

しかし、常時通信するアプリなどのサービス提供により、業者側が通信量を増えるように仕向けている側面も見落とすことはできない。便利さを限りなく追求していけば、施設をいくら増強してもきりがない。

また、最新のデータ通信サービスの多くが、一ギガヘルツ以上の高い周波数を利用している。より低い周波数に「空きがない」からだと言われているが、周波数が高いほうが多くの情報を載せやすいというメリットもある。

一方で、周波数が高くなると電波の直線性が高まり基地局一基でカバーできる範囲が狭くなるので、基地局を高密度に設置しなければならない。

そもそも、一ギガヘルツ以上の高い電磁波に日常的に被曝する環境は、私たち人類を含め地球上の生物の進化の過程で存在したことがないことは、すでに述べた通りである。

第四節　無線ＬＡＮ

Ｗｉ－Ｆｉは無線ＬＡＮの一規格

パソコンやスマートフォンなどの端末を一人が一台以上持ち、家庭や事業所の中で複数の端末が使われていることも珍しくない。パソコンなどの端末同士を「ＬＡＮ」で接続すれば、端末同士のデータのやり取りが可能になる。

また、ＬＡＮとインターネットを接続すれば、ＬＡＮを通してすべての端末からインターネットへのアクセスが可能になる。

ＬＡＮとは「ローカル・エリア・ネットワーク」のことで、住宅やビルなどの建物内にある複

注18：株式会社エヌ・ティ・ティ・ドコモ「二〇一一年度第２四半期決算」二〇一一年一一月二日、三〇頁
注19：ＵＱコミュニケーションズ株式会社「ＷｉＭＡＸ屋外基地局開局数一万五〇〇〇局達成のお知らせ」二〇一一年五月三一日　http://www.uqwimax.jp/annai/news_release/201105311.html
注20：ＵＱの電波基地局の設置を阻止する会（神奈川県相模原市）「ＵＱコミュニケーション（株）のモバイルＷｉＭＡＸ基地局を阻止」電磁波問題市民研究会『電磁波研会報七三号』二〇一一年一一月、六頁

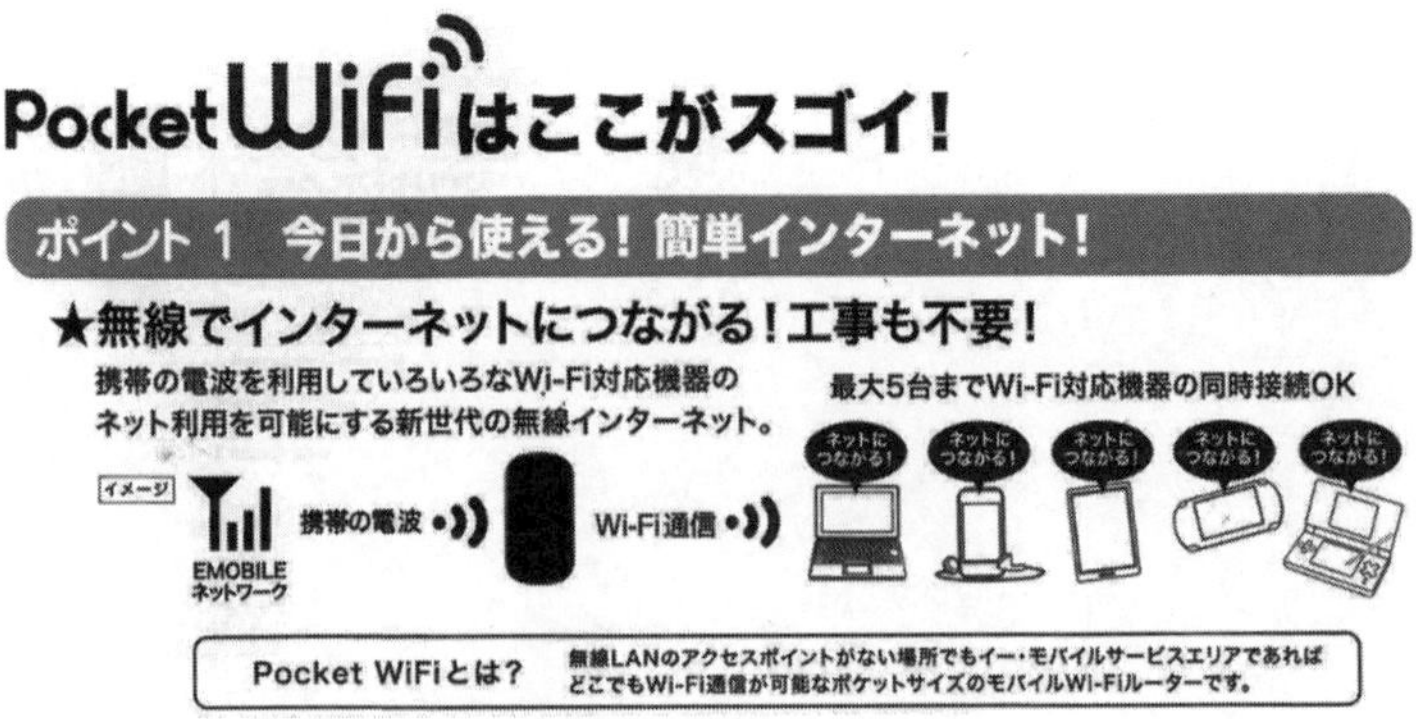
Pocket WiFiはここがスゴイ!
ポイント1　今日から使える!　簡単インターネット!
★無線でインターネットにつながる!工事も不要!
携帯の電波を利用していろいろなWi-Fi対応機器の
ネット利用を可能にする新世代の無線インターネット。
最大5台までWi-Fi対応機器の同時接続OK
イメージ
EMOBILE
ネットワーク
携帯の電波
Wi-Fi通信
ネットに
つながる!
Pocket WiFiとは?
無線LANのアクセスポイントがない場所でもイー・モバイルサービスエリアであれば
どこでもWi-Fi通信が可能なポケットサイズのモバイルWi-Fiルーターです。

Pocket Wifiのパンフレット（2011年10月）より

数のパソコンなどをケーブルや「ハブ」という装置などで結んだシステムのことだ。

ケーブルではなく電波で端末を結ぶシステムが「無線ＬＡＮ」だ。無線ＬＡＮは、ケーブルを敷設する手間がいらないことや、建物内のどこでもインターネットに接続できるため「便利」ではある。ただし、通信速度の安定性やセキュリティなどは有線のほうが有利だ。

「Ｗｉ－Ｆｉ（ワイファイ）」は、無線ＬＡＮの規格の一種で、異なるメーカーの機器同士でも無線ＬＡＮで接続できることを米国の業界団体「Ｗｉ－Ｆｉ　Ａｌｌｉａｎｃｅ（ワイファイ・アライアンス）」が認証した製品がＷｉ－Ｆｉを名乗ることができる。Ｗｉ－Ｆｉの普及により、現在ではＷｉ－Ｆｉが無線ＬＡＮの代名詞のようにもなっている。

前述の通りＬＡＮは複数のパソコンなどを結ぶことがもともとの目的だが、たった一台のパソコンをケーブルにつなぐことさえ面倒だという人も多いようで、パソコン一台でＷｉ－Ｆｉを使うのも当たり前になってきているようだ。また、スマートフォンなどの携帯端末や、ゲーム機なども、Ｗｉ－Ｆｉを通してネットに接続できる機能が付いていることが多くなった。

パソコンなどのそばに（つながずに）置くと、基地局からの電波をＷｉ－Ｆｉ電波に変換してくれる小型のルータも普及しているようだ（イー・アクセスの「Ｐｏｃｋｅｔ　Ｗｉｆｉ（ポケットワイファイ）」など）。これを体のそばに置いて使うと、二種類の電波（携帯電話基地局への電波と無線ＬＡＮの電波）に同時に被曝してしまうことになる。

電磁波過敏症の原因にも

無線ＬＡＮは建物内など限られた場所での通信を目的としているため出力が弱く、健康への影響も小さいと思われがちだ。しかし、「ルータ」などの電波発信源を体のすぐそばに置けば、それなりに強い電波に被曝することになる。さらに、インターネットに長時間接続すると、被曝量は多くなる。

また、携帯電話の電波より周波数が高い二・四ギガヘルツ帯や五・二ギガヘルツ帯（Ｗｉ－Ｆｉの場合）の電波を使っており、繰り返すが人類を含む生物の歴史の中で、このような高い周波数の電波が常に生活空間に存在するという状況はなかったことだ。

ＮＧＯ「ＶＯＣ―電磁波対策研究会」のアンケート調査では、電磁波過敏症発症者七五名のうち、二名が「無線ＬＡＮが原因で発症した」と回答している。(注21)

文科省は学校への無線ＬＡＮ導入を推進

既に無線ＬＡＮが導入されている学校もあるが、文部科学省が二〇一一年四月にとりまとめた「教育の情報化ビジョン」は「全ての学校」に無線ＬＡＮを導入すべきだとして、次のように述べている。

「教員が効果的な授業の実現を図るとともに、子どもたちに必要な情報を表現したり発信したりするなどの情報活用能力を身に付けさせるためには、例えば、電子黒板（略）等の提示用のデジタル機器が早急に全ての教室で活用できるようになることが重要である。

特に、電子黒板は、任意箇所の拡大、動画、音声朗読に加え、インターネットの活用を可能としたり、子どもたち一人一人の情報端末と接続し（略）たりすることにより、一層効果的な授業の実現に資することが期待される。（略）全ての学校で一人一台の情報端末による学習を可能とするため、超高速の校内無線ＬＡＮ環境について、高いセキュリティを確保した形で構築する必要がある(注22)」。

電波による健康影響を受けやすい可能性が指摘されている子どもに、わざわざ毎日長時間電波を被曝させるような施策は問題である。

第五節　外出先でのネットアクセス

公衆無線LAN

電波でインターネットへアクセスする方法として、すでに見た高速無線データ通信（モバイルワイマックスやLTEなど）のほかに、公衆無線LANと呼ばれるサービスがある。公衆無線LANは二〇〇二年から始まり、鉄道駅・空港や、ファストフードなどの飲食店・喫茶店の店内、東海道新幹線・成田エクスプレスの車内などに、無線LAN用の装置を備えたアクセスポイント（「無線LANスポット」などと呼ばれている）を設けたものだ。高速無線データ通信と比べると、利用可能な場所が無線LANスポットに限られる一方、料金は安く、無料サービスもある。

無線LANスポットは、ソフトバンクモバイルによる二四万カ所、KDDIによる七万カ所、

注21：VOC－電磁波対策研究会「電磁波過敏症アンケート二〇〇九」二七頁
注22：文部科学省「教育の情報化ビジョン～二一世紀にふさわしい学びと学校の創造を目指して～」二〇一一年四月二八日、一三～一四頁

ＮＴＴドコモによる八一〇〇カ所などがあり、急激に増え続けている。[注23] ソフトバンクモバイルは、法人の事務所や店舗を対象に、Ｗｉ－Ｆｉルータと専用ＡＤＳＬ回線を無料で設置して無線ＬＡＮスポットにするサービスを行ない、[注24] スポット増設に躍起だ。

地下鉄の駅間でも

全国の地下鉄の多くの路線で、二〇一二年中にメールやインターネットが使えるようになるという。これまで地下鉄事業者は車内での通話を自粛するよう乗客に呼びかけてきた手前、駅間で携帯電話を使えるようにすることに積極的ではなかったが、ソフトバンクモバイルの孫正義社長が二〇一一年一月に「携帯電話のアンテナ工事を許可してほしい」とツイッターで訴え、都営地下鉄を運営する東京都の猪瀬直樹副知事が「会社に着く前にメールのチェックができる」と好意的に応じたことをきっかけに、対応が進んだ。対策工事は、携帯各社などでつくる社団法人移動通信基盤整備協会が進めている。事業費は全国で数百億円程度とみられ、ＮＴＴドコモ、ＫＤＤＩ、ソフトバンクモバイル、イー・アクセスの四社で分担している。

福岡市営地下鉄はすでに全路線で携帯電話が使える。札幌市営は東西線と東豊線で使えるようになり、南北線は二〇一二年内に対応予定とのこと。東京メトロ、都営地下鉄、大阪市営地下鉄、名古屋市営地下鉄の一部区間で二〇一二年三月までに携帯電話が使えるようになり、横浜、神戸、

京都、仙台各市営地下鉄も順次対応予定という。(注25)

大都市を中心に、屋外はもちろん、家・事務所・店舗・公共施設の中、地下までも、人が生活している空間のすべてが電波でいっぱいにされようとしている。

第六節　電球型蛍光灯

家庭内のさまざまな電化製品から高周波電磁波や超低周波電磁波が出ている。家庭内にあって強い高周波電波を出すものとしては、既に見た無線ＬＡＮのほか、デジタルコードレスフォンがある。

また、ＩＨ炊飯器や電子レンジは、動作中は距離をとることができるが、ＩＨ調理器の場合は料理をするためにずっと離れているわけにもいかないので、被曝量が多くなる。

また、見逃してしまいがちなものに、電球型蛍光灯がある。白熱灯よりも消費電力が少なく

注23：日経ＢＰ社「孫社長『公衆無線ＬＡＮの通信しづらさ、近々解決する』と明言」二〇一二年三月二日 http://pc.nikkeibp.co.jp/article/news/20120302/1042764/

注24：ソフトバンクモバイル株式会社「法人・店舗向けＷｉ-Ｆｉルーター無料提供」http://mb.softbank.jp/mb/special/network/sws_router/

注25：『朝日新聞』二〇一二年一月二一日

「エコ」であると宣伝されているが、電磁波問題市民研究会の鮎川哲也さんの測定によると、白熱電球三商品からの高周波電磁波が直近でそれぞれ〇・〇九〜〇・一二V／m、〇・一三〜〇・一六V／m、〇・〇九〜〇・一四V／mだったのに対し、電球型蛍光灯二商品はそれぞれ一三二・三〜一四一・九V／m、五六・五三〜九六・七三V／mと、一〇〇〇倍程度もの強さだった（計測器・narda社製EMR―三〇〇）。電気スタンドに電球型蛍光灯をつけると、体からの距離から近いので電磁波は強くなり、仕事や勉強を長時間することで、かなりの被曝量になる。電球型蛍光灯は、白熱灯と交換することにより、簡単に電磁波対策ができる。

第七章　電磁波障害に医学は何が出来るか

宮田幹夫

はじめに

生命とは、水溶液の中の電気現象です。

細胞の中には、荷電粒子が移動しており、細胞自体も荷電しています。神経線維の中を、電気信号が走ります。電磁波には、電場と磁場を考える必要がありますが、電磁波がこのような電気現象に影響しないはずがありません。自然界にも電磁波はあります。地球上を非常に低い周波数のシューマン波というピコテスラレベルの、非常に弱い電磁波があります。生物はこれに対応して進化してきています。また、可視光線、紫外線、赤外線という電磁波もありますが、これらはすべてたんぱく質を変性します。物が見えるのは、たんぱく質が変性して、電気信号が出るから、見えるのです。

このような、生命の基本に関わる電気現象に影響する電磁波の悪い作用を医学的に取り除くということは至難の技です。また、生物が今後進化して、電磁波に強い生物へ徐々に移行できるか、ということも、生命が電気現象であり続ける限り、困難と思われます。染色体が大量に変動して、突然変異した電磁波にびくともしない人間の誕生を期待することも難しいでしょう。

それでは、経験科学的及び医学的な視点から、少しでも電磁波障害を軽減できる方策を模索してみましょう。

電磁波がなぜ健康障害を起こすのか

電磁波の持つ生化学的な障害性をまとめてみましょう。

・ＤＮＡの損傷
・活性酸素の増加
・カルシウムの代謝異常
・アポトーシスの促進
・神経機能障害

これらの障害性に対応する必要性があります。

しかし、現代環境は、電磁波問題だけではありません。以下のような複合環境汚染なのです。

これらがすべてストレスを生体内に発生させています。

物理的ストレッサー：電磁波、紫外線、可視光線、振動、低周波音、音、超音波
化学的ストレッサー：無数

生物的ストレッサー：人間関係、微生物

これらのストレッサーはすべて活性酸素を発生させます。また、電磁波は、脳の血液脳関門をスカスカにしてしまい、毒物でも、水でも、重金属でも、勝手に脳に侵入させてしまいます。例えば、ベンゼンも、電磁波曝露で通常の致死量よりも少ない量で実験動物を殺してしまいます。殺虫剤の毒性も増強します。このような複合汚染環境下での、電磁波障害に対する対応には、後に述べるような電磁波対応だけはなく、日ごろからの節制ある生活と養生が要求されます。

電磁波障害の診断

電磁波による特徴ある健康障害の証明は、現段階では不可能です。疫学という研究により、「電磁波被曝で健康障害者が増加する危険性が高い」、ということしか証明できないのです。例えば、電磁波により悪性腫瘍が増加するということが証明されても、個々の患者さんの例が電磁波によるとは、証明できません。後に述べる電磁波過敏症でも、電磁波により症状が発生しているという証明は、いまだに十分行なえていません。電磁波曝露では、特定の電磁波強度や周波数域で症状が出現しないこともあります。また、年齢的にも反応が異なることもあります。若い人は活性酸素除去機能が亢進することもあり、高齢者では適応能力が落ちているために、体が酸化型に傾いてしまうこともあります。生き物の反応は複雑です。医学的には証明されていなくても、予防原則という考えがあります。疑わしきは、罰するということです。科学的に証明されるまで待っていては、人類が絶滅してしまうからです。この概念で、電磁波を見直すと、これまでの報告からだけでも、とんでもなく危険なのです。

電磁波障害

電磁波による健康障害は、電磁波によって体の細胞に異常が生じて一般的な病気が出ることと、電磁波に過敏反応が発生する電磁波過敏症との二つがあります。ちょうど化学物質による健康障害が大量曝露時の中毒と、少量曝露時のアレルギー増悪、内分泌かく乱物質作用、化学物質過敏症と分けて考えるように、大量曝露時と少量曝露時の健康障害性というように分けて考える必要があります。しかし、対応は同様のものになります。

電磁波曝露による一般健康障害

悪性腫瘍、免疫系、生殖系、先天異常、老化の促進、精神神経疾患など、多くの病気に関わりがあります。

その一つに、携帯電話などの基地局周辺で起きる健康障害の症状は、非常に多彩なものがあります。ただ、電磁波過敏症を生じていない一般の方々の症状は、その場所を離れると軽くなります。もちろん、電磁波に対応するための養生が要求されます。

電磁波過敏症患者の健康障害

一旦電磁波過敏症になると、携帯基地近くでの症状の出現だけでなく、種々な電気器具やパソコンなどから発生する微弱な電磁波にも鋭敏に反応するようになり、日常生活に非常に障害が生じます。当然、就労は困難になってしまいます。

電磁波過敏症の患者さん方の電磁波曝露時に出現する代表的な症状を記してみます（次頁の表）。このような電磁波過敏症の患者さん方の診断に、今のところ確実な方法はまだありません。電磁波過敏症の患者さんの検査では、自律神経失調がしばしば認められます。しかし、全員にこの異常が認められるわけではありません。また、自律神経失調は他の病気でも出てきます。電磁波負荷試験と言って、患者さんに電磁波を浴びせることにより、症状が出てくるかを調べる方法もありますが、いまだ確実な方法とは言えません。また、健常者も電磁波曝露で各種の症状や作業能力の低下が認められるとなると、症状で区別することは不可能です。このように、電磁波曝露により症状が出現するかどうかだけでは、電磁波過敏症の患者さんを診断する証拠とするには不

電磁波過敏症の症状

神経症状	頭痛、疲労、睡眠障害
皮膚症状	顔面の指す感じ、灼熱感、発疹、かゆみ
眼症状	灼熱感
その他	筋肉痛、耳鼻咽喉症状、消化器症状など

十分です。電磁波曝露時の体の変調を証明する必要があります。その意味で、電磁波曝露時の脳の酸素濃度の変動を調べるのも一つの方法ですが、なお検査器具の改良など、今後の課題も多いのです。

医学に出来ること

私のような医者は物理学に弱いのです。そして、医者は電磁波被害の患者さんに対しては、次のような対応しか目下は出来ません。

1　電磁波防護の説明

電磁波曝露を避ける方法です。電場のカットは比較的容易ですが、磁場のカットはなかなかの難問です。それでも、日常生活では、以下のような生活を勧めています。

①携帯電話

子どもに出来るだけ使わせない。妊婦はお腹のそばでは使用しない。男性は睾丸に近いところに所持しない。出来るだけ短時間に終える。寝る時には、手の届かない、出来るだけ遠くに置く。人の多く集まるとこ

住宅の電磁波対策

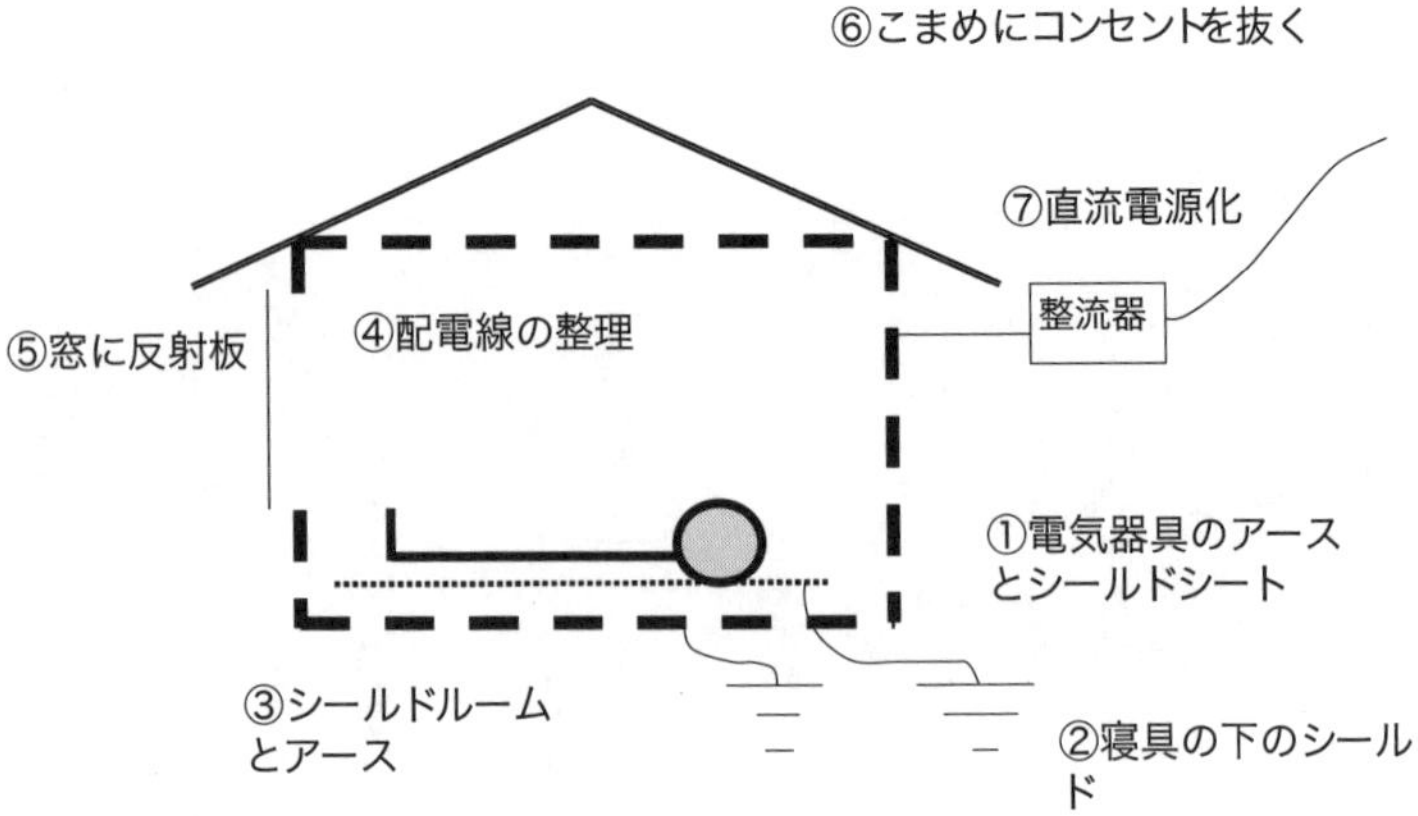

ろや、電車やバスのなかではスイッチを切る。

②ＩＨ

大きななべを使う。なべが載っていない時には、そばを離れる。しかし、火の始末がおろそかになるボケが始まったら、ガスよりも安全なのでお勧め下さい。これがＩＨの安全な使い方です。

③パソコン

出来るだけ休憩時間を入れる。

④住環境の整備

これは、改装するのは大変ですが、手軽に出来る点もあります。電磁波過敏症の方は、多少の出費は止むを得ないと思います。

高圧線周辺や携帯電話基地局周辺に居住される方々は、自分の体調を注意深く観察してもらいたいと思います。

2　栄養

活性酸素除去が一番の重要事項です。ビタミンCを一日に三回、毎食後に一グラムずつ摂ることが大事です。ビタミンCと同時にビタミンEの効果も期待できます。また、カロチンなど、各種の酸化防止栄養素が考えられます。

マグネシウムの補充も必要です。ニガリを煮物や汁物に数滴たらしたいものです。スウェーデンの患者団体の報告では、これが電磁波過敏症に一番有効だと言っています。カルシウムの補充も、重要です。

3　養生

電磁波過敏症の患者さんには、自律神経失調がしばしば認められます。自律神経失調には、昔からの温泉療法や代替医療も役立ちます。ぬる目の長湯、足湯、腰湯、声出し、軽い運動、早寝早起きなども、大事です。

4　体に影響しない電磁波はない、ということを皆に知ってもらうこと

電気器具は非常に便利で、その恩恵に私たちは浴しています。しかしその利便性の裏側にも医学は注意する必要があります。東北大学の本堂先生には、「体に吸収された電磁波が何かをする

のは当然です。エネルギー不滅の法則です」と単純明快に教えを頂いたことがあります。私もこの電磁波の問題を医療関係者に知ってもらいたいので、目下、医療関係者向けの本を共同で書いております。「体に影響しない電磁波はない」ことを知ってもらう必要があるのです。すでに、微弱な電磁波を脳に浴びせて、精神疾患の治療に利用しようとする動きもあります。逆に電磁波が脳の働きに異常を生じさせることも知られてきています。

医学の最高の教科書は患者です。電磁波により体調不良となる患者を無視しては、医学は成り立ちません。体調不良を、精神的におかしいと考えるべきではないのです。現在の電磁波環境汚染は非常に強いのです。医学関係者としては、せめて各国で行なわれている、子どもに携帯電話の使用制限が行なわれるところまで、日本も進めてもらいたいと思います。胎児を含めて、子どもに特に危険性が高いことは、女性に教えて頂きたいと思います。

◇◇

【コラム1】

電磁波過敏症と思われる症状に対する歯科治療例

藤井佳朗（歯科医師、歯学博士）

社会のIT化が進むにつれ携帯電話やパソコンが広く普及し、それにともない、電子部品から発する電磁波の身体への悪影響が問題になっている。電磁波による障害を電磁波過敏症と呼ぶ場合もあり、原因のひとつに脳血流量の低下が指摘されている。筆者の研究では携帯電話近接時に平衡感覚障害を呈する場合があるが、平衡感覚を司る脳内器官への血流障害が原因と考えている。平衡感覚障害以外にも手のしびれや呼吸困難などの症状を呈する場合もある。頭痛、肩こり、腰痛などの不定愁訴を主訴に歯科に来院する患者は多いが、そのほとんどは咬合治療を希望しての来院である。しかしながら改善効果がない、あるいは再発を繰り返す場合は、歯科材料のアンテナ作用による電磁波障害を考慮し、歯科材料を除去、置換することによって症状の消失あるいは改善の認められることがある。ここでは電磁波過敏症を疑う患者に対する口腔内歯科材料除去、置換により各種不定愁訴の改善の見られた症例を報告する。

症例一：五〇歳、女性。数年前よりめまい、ふらつき、腰痛、疲労感などにより歩行も困難な状態が続いていた。歯科用金属の除去、置換により近所を出歩ける程度にまで回復はしたものの、ふらつきやめまい感が残存。電磁波照射下でのインプラント近接時に著明な平衡感覚障害を呈した。インプラントを除去することにより症状は著明に改善。

症例二：五五歳、女性。左下顎部疼痛、肩こり、腰痛を主訴に来院。パソコンの前で平衡感覚障害が生じるため、アンテナ作用を有していると思われるメタルコアを除去。除去後平衡感覚障害の改善とともに、腰部周囲の関節可動域の改善も見られた。

症例三：二一歳、女性。コンパートメント症候群で下腿への減張切開手術が必要と診断されていたが、咬合治療により症状は改善し、手術は不要となった。しかしながら、腰部、股関節部の違和感などが改善しないため、電磁波過敏症を疑い、歯牙に充填されていたレジンを除去、置換し良好な結果を得た。

考察：近年、ＩＴ社会の広がりとともに、電磁波の身体への悪影響が懸念されている。頭痛、肩こり、腰痛、膝関節痛など不定愁訴と呼ばれる症状を主訴に歯科に来院する患者は多いが、専門治療、咬合治療などを駆使しても改善が見られない、あるいは再発を繰り返す場合、電磁波などの外部要因を考慮する必要があると思われた。電磁波過敏症による症状の場合、歯科材料がアンテナ作用を呈している場合があり、その場合、当該歯科材料の除去、置換によって症状の改善が見られる場合がある。この場合、症状の出現した部位が口腔周囲ではなくても歯科治療が必要である。その意味からも医科と歯科との連携が必要と思われた。

また、わが国では事実上野放し状態になっている携帯電話やパソコンから発する電磁波が、身体へ悪影響を及ぼすことが推察されるので、本分野の研究を推進する必要がある。近年、ＷＨＯ傘下の研究機関が携帯電話の電磁波が脳腫瘍を発生させる可能性を認めたが、実際に脳腫瘍が発症するまでには数年から数十年の時間が必要と思われる。それに反して平衡感覚障害などは携帯電話を当該被験者に近接させることにより、即座に発症させることができる症状である。また携帯電話の電磁波側弯症が発症した例も経験している。

結論：歯科材料がアンテナ作用を呈するために発症する電磁波過敏症が存在し、当該歯科材料の除去、置換により改善する場合がある。今後、電磁波の生体に及ぼす影響についての研究を推進すべきである。WHO傘下の研究機関が携帯電話の電磁波により脳腫瘍が発症する可能性を認めても、医師会や歯科医師会がなんらコメントは出さないのは、異常事態といえよう。

福島の原子力発電所は安全であるという科学的根拠があり、危険であるという説には科学的根拠がなかったはずであるが、甚大な事故が起こってしまった。事故を起こした電力会社は謝罪し、補償に応じる姿勢を示しているが、原発が安全であると主張してきた学者たちは、想定の範囲外であったとして、謝罪するわけでもなければ、自らの資産で被害者たちに補償しようという姿勢も示さない。

翻って、携帯電話に利用される電磁波が、様々な疾患の原因になるという十分な根拠が示された時にも、携帯電話の電磁波は安全であると主張する学者は何も責任を負わないと考えたほうがよい。主張内容が虚偽であり、多くの被害を発生させた場合に、その主張を行なった学者に対し何らかのペナルティーを与える制度を作らない限り同じことが繰り返されるであろう

【コラム2】

内科医から見た電磁波過敏症対策

石川雅彦（医師）

人間の体は電気仕掛けで作動しています。

手足の筋肉が動くのも心臓が鼓動するのも、また脳が思考するのも、神経や筋肉細胞に電気信号が伝達されるからです。

それればかりではありません。血液が酸性に傾かないように自動調整されているのも、食べた栄養素が消化されてエネルギーが作られるのも、生体内の色々な分子が電気を帯びたイオンとして様々な化学反応をするおかげです。

生命の維持には電気現象が不可欠なのです。

電気のない生活は現代人にはもはやありえませんが、近年は私たちの生活・労働環境のすみずみまで高出力の電磁波が入り込むようになってきています。

電磁場は発生源からの距離が近いほど強くなるので、携帯機器を日常的に身につけて持ち歩く人々は、相当な強度にさらされているわけです。

電気仕掛けの私たちの体が、そんな人工的に作られた電磁場環境にさらされれば、生命の仕組みに何らかの影響が及んでも不思議はありません。

これほどの電磁波だらけの環境で人間が暮らすのは、人類史上初めての経験です。つまり私たちは毎日の生活を通じて、社会的規模での電磁波被曝の人体実験を行なっているようなものです。

そんな人体実験から、どのようなことが分かってきたでしょうか。

内科診療の現場では、色々な発見があります。

例えば、若くして突然の脳出血で倒れた現役バリバリの経営者。この方は、家庭用の高額な電磁波治療装置の販売をされていました。もちろん、彼自身もその装置を自宅で使用していました。

あるいは、三〇代で子宮がんを発症し、小学生のお子さんを残して先立たれた女性。彼女はＩＨ電磁調理具の実演販売をずっとされていました。

彼らが発病したのは電磁波のせいであると一〇〇％断定できる証拠は、ありません。単なる偶然かもしれません。ただ、以下のような事例も珍しくありません。

ある日を境に激しい頭痛で毎朝目覚めるようになった女性がおられました。彼女は、これまで病気一つしたことのないような頑丈な方でしたが、あまりの苦痛に耐えかねて一週間後に自宅を離れて別の場所で寝たところ、その頭痛が嘘のように消えました。この方はビルの高層階に住んでおられたのですが、その建物の屋上に携帯電話の基地局がちょうど設置されており、アンテナの稼動開始とともに頭痛が始まったのです。

後頭部がガンガンするという症状を訴えられてきた男性がいました。毎日がだるくてたまらないと言います。私は彼に薬を出さずに、あることを指示しただけですが、それだけで症状がだいぶ楽になりました。

その「あること」とは、睡眠時には携帯の電源を切って体から遠ざける、というものです。彼は毎晩、枕元に携帯電話を目覚まし時計がわりに置く習慣があったからです。

青白い顔をした二〇歳台の女性は、長年にわたる不眠症と胸のつかえ、意欲の低下に悩まされていました。彼女の家は自営業で、寝室と壁一枚を隔てたところに電動の作業機器と配電盤が設置されています。

寝場所を他に移してはどうか、という私の提案は、他に部屋がないため不可能と言われましたが、私が彼女に無理を言って、自宅兼事業所から離れた倉庫で試しに一泊してもらいました。結果に一番驚いたのは、当の本人でした。こんなさわやかな目覚めがあったんだ、と。

電磁波過敏症を懸念されている方がすべて、上記の例のように電磁波の発生源から遠ざかることができれば理想的です。ところが現代人の生活・労働環境に電子機器類があまりに入り込んで来ているために、電磁波からの逃げ場がどこにも見つからない方も非常に多く、体に変調をきたして医療機関に助けを求めざるを得ない場面も出てくるのではないでしょうか。

ところが、病院を受診すれば状態の改善をみるかというと、その可能性は残念ながらあまり高くありません。二つの大きな問題があるからです。

問題の一つ目は、電磁波過敏症そのものの診断が困難なことです。「電磁波過敏症」という概念自体が医学の世界ではほとんど認知されていないばかりか、過敏症の定義も明確な診断の手段も存在しないため、数少ないこの問題の専門家でさえも診断にしばしば苦慮されるというのです。

そして二つ目の問題は、電磁波過敏症に対する有効な治療法が何ら確立されていないことです。ほとんどの場合はそもそも電磁波過敏症という診断自体がつかないまま、「何となく体調がおかしい」という症状に対して、医師が原因も特定できずに場当たり的な対症療法が下されていると予想されます。そのような「治療」で状態が軽減されれば良いのですが、実際の様子は、症状に悩まされている被害者の方が一番良くご存知だと思います。

現代医学がここまで進歩したとはいえ、有力な新薬が開発されたわけではありません。現代医薬は高血圧とか高コレステロール、胃潰瘍など、治療のターゲットが明確な場合には効果が出やすい一方で、電磁波過敏症のような「何となくはっきりしない体の不調」に対しては手も足も出ないことが多いのです。こうした場合、抗うつ剤やトランキライザーの類でお茶を濁すのが通例ではないかと思われます。

このように、診断もつかず、まともな治療も期待できないというのが現代医学の正直な姿です。こうした状況を打破すべく私は研究を重ねておりますが、現時点でもある程度の診断・治療の手立てが見えてきています。

診断に関しては、独自の方法を開発中です。身体の電気現象を物理的に研究する電気生理学と、東洋医学の経絡理論の知識を応用した神経生理学的経絡検査法という手法を用いると、電磁波過敏の状態を体の特定部位の痛みとして検知しやすいことを発見したのです。

この検査法はすべての人に応用可能な段階までは到達していませんが、別の補助診断方法もあるため、電磁波の生体への影響を個別に評価することは可能です。

治療に関しては様々なアプローチが考えられる中で、私は漢方薬を主に用いています。

現代医薬では歯が立たないような状況で、数千年前に発明された漢方薬が活躍することは、実は珍しいことではありません。漢方薬は、現代医薬のように特定の病気にのみ効果を表わすものではなく、むしろ様々な症状を抱える患者の体調を補正するという考え方で処方が構成されている、とても奥の深い薬です。そして作用にも現代医薬にはない厚みがあるため、上手に使えばかなり役に立つこともしばしばあります。

では、電磁波過敏症にはどの漢方薬が最も有効かというと、数百種類に及ぶ漢方薬のうち、これなら誰にでも役に立つ、という特定の処方があるようには思えません。

治療に選ばれる漢方処方は、患者一人ごとにバラバラなのです。これは何を意味するのでしょうか。

私のこれまでの治療経験から考えられるのは、漢方薬が電磁波の生体障害作用を減弱させるのではなく、むしろ電磁波ストレスを受けて各個人の体質の弱い部分が増長されたところを漢方薬が補正しているのではないか、ということです。

漢方医学の本質は、患者一人ひとりの体質に合わせた個別最適化医療です。頭痛にはこの漢方薬、喘息にはこの薬、という使い方をせずに、Ａさんの頭痛にはこの薬、Ｂさんの頭痛には別の薬、というように、病名に対してではなく個人の体質に合わせて処方が決まるのです。

人それぞれに様々な症状が表れてくることも、選ばれる処方が別々なことも、電磁波過敏症を電磁波ストレス症候群と見なせば説明がしやすいのです。

つまり、電磁波過敏症という単一の病気があるのではなさそうだ、ということです。

電磁波過敏症を単一疾患概念としてとらえ続ける限り、診断にも治療にも困難がつきまとう現状を打破しにくいかもしれません。かなり広範囲な視野からの取り組みが必要になると思います。今後の研究に向けて、より多くの支援が求められるところです。

第八章　携帯電話・電磁波に対して市民・行政は何が出来るか

網代太郎

高周波電磁波が、脳腫瘍をはじめ、さまざまな健康影響の原因となる可能性があることを、本書で見てきました。では、電磁波が引き起こすからもしれない健康障害から自分や家族を守るために、私たちはどうすれば良いでしょうか。

本書のテーマは高周波電磁波（電波）ですが、超低周波電磁波についてもあわせて、見ていきます。

自衛策

まずは、私たち一人一人が、電気や電磁波を濫用しないことや、電磁波被曝に気をつけながら使うことが肝心です。

1　携帯電話機

携帯電話の仕組みを知れば、電磁波の被曝量がより少なくなる使い方ができます。また、電磁波の影響をより受けやすいと考えられる子どもたちには、携帯電話の使用をできる限り控えさせたほうが良いでしょう。

具体的には、米国ピッツバーク大学がん研究所が二〇〇八年に勧告した「一〇の予防的手段（注1）」

が参考になります。

(1) 緊急時以外には子どもに携帯電話を使わせないこと。成長の途上にある胎児ならびに子どもの組織は、大人より電磁波の影響をはるかに受けやすい。
(2) 携帯電話で通話するときは、端末を身体からできるだけ離すこと。身体から六センチも離せば電磁波の強さは四分の一にもなる(一メートル近くも離せば、五〇分の一になる)。スピーカーフォンタイプの装置やヘッドセットを使えば、一〇〇分の一以下になる。
(3) 乗り物の中で使用しないこと。同乗している他人を曝露させることになるから。
(4) 携帯電話を常時身体に密着して持ち歩かないこと。寝るときに枕元に置くことも止めること。特に妊娠中は厳禁である。そうしたいのなら、電源をオフにすべきである。
(5) 身体につけて持ち歩かざるを得ないなら、携帯の「向き」に気をつけること。操作キーが並んでいる面を身体の側に向けるようにすること。そうすると、電波が身体を透過する割合が減る。
(6) 携帯電話の通話時間はできるだけ短くすること。通話時間が長くなればなるほど、身体への影響が大きくなる。これはコードレスフォン(親機と子機)でも同じである。

注1:ピッツバーク大学がん研究のウェブサイト http://www.upci.upmc.edu/news/pdf/The-Case-for-Precaution-in-Cell-Phone-Use.pdf

(7) 携帯電話で通話する場合は時々、端末をあてる耳を右側、左側と交互に切り替えること。また、電話をかける場合は、通話相手が電話に出てからはじめて端末を耳に近づけること。これで、強い電波が出ている間の曝露をある程度抑えることができる。

(8) 電波の弱いところや高速で移動している場合などは、通話しないこと。このような状況では、近接した基地局とつなげるため、最大出力の電波を頻繁に出すことになるから。

(9) 通話でなくメールで済ませられるなら、そうすること。メールの場合、身体から端末をかなり離した状態で使用するので、曝露量が抑えられる。

(10) ＳＡＲ値の最も小さい機種を選ぶこと。各機種のＳＡＲ値はそれぞれのメーカーのホームページに公開されている。

この勧告について、若干補足説明します。

(1)では、成長途上である子どもは、電磁波による影響を大人よりも強く受けると指摘しています。また、今の大人たちが子どもだったころは、携帯電話はありませんでしたが、今は、幼いころから携帯電話を使い始めている子どももいます。早く使い始めれば当然、その人にとっての累積使用時間は長くなり、疫学調査結果に照らせば、それだけ発がんのリスクが上昇するおそれがあります。子どもによる携帯電話の使用は、緊急やむを得ない場合などに限ったほうが良さそうです。フランスでは「保健省は、六歳以下の子ども向けの電波放射機器の販売または無料配布を

禁止する法律を制定することができる」との規定を含む法律が制定されています。(注2)
携帯電話は、通話していない時でも、自分の居場所を知らせるために電波を発信しています。なので、(4)で言うように、携帯電話が体に密着しているときは、電源をオフにすることが望ましいです。
電車やバスで、特にラッシュアワーで混雑している時は、車内の電磁波の量は多くなります。とりわけ、(8)で示されているように電波が弱いところでは携帯電話からの電波の出力が強くなるので、「圏外」になる地下鉄の駅間では、大勢の乗客が持つたくさんの携帯電話から一斉に強い電波が発信されることになります。加えて、電車やバスの車両は金属の〝箱〟です。車内で発信された電波の一部は金属に反射されて車内にとどまります。その結果、車内で特に電磁波が強くなるホットスポットが発生することが、研究で示されています。(注3)日本の鉄道では、心臓ペースメーカーへの影響を防ぐため、優先席付近での携帯電話電源オフを求めている路線が多いです（それすら、あまり守られていないように見えます）。
しかし、この研究によると、ホットスポットは電波発生源から離れた場所に発生することがあり、優先席付近で電源をオフにしても、心臓ペースメーカーへ影響するとされているレベルを上

注2：社団法人電波産業会電磁環境委員会「子ども向けの携帯電話の販売禁止等に関するフランスの法律について」二〇一〇年一一月二五日 http://www.arib-emf.org/pdf/20101125.pdf
注3：『読売新聞』二〇〇六年七月二五日「携帯の電磁波　優先席離れても影響変わらず!?　東北大が実験」

回るホットスポットが優先席付近で発生するおそれがあるとのことです。(3)で乗り物の中での携帯電話使用を避けるように勧められていますが、使用を避けるのはもちろん、優先席付近でなくても電源をオフにしたほうが良さそうです。

(6)に「携帯電話の通話時間はできるだけ短くすること」とあります。長電話が必要なときは、固定電話を使います。ただし、固定電話でもコードレスフォンは、携帯電話と同様の問題がある可能性が指摘されています。子機へ電波を飛ばさない電話機を選ぶことがベターです。

(7)に「通話相手が電話に出てからはじめて端末を耳に近づけること」とあります。携帯電話は、かけてからつながるまでの間に、もっとも強い電波を出します。(2)で示されたように、ヘッドセット（イヤフォンマイク）を使って携帯電話機を頭から離したほうが良いのですが、ヘッドセットを使えない場合には、相手が出るまでは、携帯電話機を体から遠ざけたほうが良いでしょう。

2　その他の電気機器

国際がん研究機関は、携帯電話機と脳腫瘍の相関関係を示した研究成果などをもとに、高周波電磁波を「2B」と評価しました。しかし、本書でこれまで見た通り、携帯電話機以外から発信される高周波電磁波による健康影響の可能性も示されています。危険性があるかもしれないことを念頭に、電波を発信する機器について、使わなくても済むものは使わないか、電波を発信しないものに置き換えることが求められます。また、どうしても使う場合は、自分の体を長く置く場所（寝室など）からできるだけ離すことで、電磁波の被曝を減らすことができます。

電磁波による健康影響の問題に詳しい研究者は、無線ＬＡＮを使わずに有線にすること、また、前述の通り、コードレスフォンは避けることを提唱しています。(注4)

スマートフォンが人気ですが、機能の豊富さや固定料金制により、通信時間が長くなりがちです。それだけ、電磁波の被曝も多くなります。ユーザーは漫然と使うのではなく、各自の判断で使い方を工夫したほうが良さそうです。

新しい技術が私たちの生活にどんどん入ってきています。私たちが意識していない、意外な電波発生源もあります。本書でも述べたスマートメーターなど、新しい電波発生源にも注意が必要です。

超低周波電磁波への対策としては、寝室のベッドの頭に近いところに強い電磁波を出す機器を置かないことです。そのような位置でＡＣアダプタをコンセントに差したままにしておくことは避けましょう。また、電磁波は普通の住宅の壁くらいは簡単に通過してしまうので、寝室の頭側の壁のすぐ裏にテレビなどを置かないようにしましょう。他に置き場所がないようなら、夜間はテレビのコンセントを抜きましょう。

注4：たとえば、トレント大学（カナダ）環境・資源学部のマグダ・ハヴァス准教授　二〇一一年一〇月八日
http://www.magdahavas.com/2011/10/08/advice-for-health-canada-regarding-wi-fi-cell-phone-antennas-and-other-forms-of-radio-frequency-emitting-devices/

3　電磁波を発生させる施設

新たに自宅を購入するとき、駅からの距離や周囲の環境などを気にしながら選びますが、電磁波の強さを調べる人は、あまりいないでしょう。でも、調べておけば、より安心です。高周波電磁波対策として、近くに携帯電話中継基地局などがない場所を選びたいですが、あっても見落としてしまう恐れもあります。

超低周波電磁波対策としては、近所に変電所などがない、頭上に高圧送電線などがない場所を選びたいですが、外観をパッと見ただけではわからない変電所や、地下に埋設された送電線もあります。やはり、電磁波の強さを測定したほうが確実でしょう。

4　原因不明の体調不良

自分や家族に体調不良が長く続いて、医療機関で受診してもハッキリした原因がわからない場合、思い切って環境を変えることを試す価値は大いにあります。普段生活している自宅や働いている職場から数日間離れて暮らすと症状が改善し、元の場所に戻って再び悪化したら、普段の環境の中にある何かが体調不良の原因となっている可能性があります。もしかしたら、その何かは、電磁波かもしれません。本書で紹介している宮崎県延岡市の例をはじめ、携帯電話中継基地局による健康影響が疑われた全国の複数のケースで、基地局近くの自宅を離れたら症状が改善し、自宅へ戻ったら再び悪化した例が報告されています。

ただし、普段の環境が体調不良の原因でありそうな場合でも、電磁波が原因だと決めつけないでください。私たちの健康を脅かす環境中の要因は、電磁波などの物理的要因だけでなく、化学的要因（大気汚染、農薬散布、シックハウスなど）、生物的要因（カビ、ダニなど）など、さまざまなものがあります。原因の特定には、環境についての詳しい調査と、体調不良が起きた経緯の検討が必要です。環境医学に詳しい医師や、それぞれの分野に詳しい専門家、ＮＧＯなどへの相談も有効です。

行政などに求めたいこと

個人による自衛によって、電磁波曝露を減らすことはできますが、それだけではどうにもならないことがあります。携帯電話中継基地局が近くにない場所をやっと探して家を買ったのに、ある日突然、知らないうちに近所に基地局が建設されてしまうかもしれません。また、電磁波過敏症など、既に電磁波による健康影響を受けている方々は、電磁波が少ない環境を求めていますが、そのような場所の確保は難しく、社会的な支援態勢の構築が必要です。

日本の政府は、電磁波による健康影響を一切認めない立場です。しかし、電磁波を心配している方々、電磁波に苦しんでいる方々が現実にいます。健康影響の有無について議論が続いている段階であっても、行政などができること、しなければならないことがあるはずです。

1　電磁波の測定

二〇一一年三月の福島第一原子力発電所の事故以降、市民の不安に応えて、放射能を測定する自治体が増えました。放射能と健康の関係について研究で明らかにされているのはごく一部に過ぎません。なので、放射能の測定値がわかったところで、将来どの程度の健康影響が心配されるのか、必ずしもハッキリと予測できません。それでも、相対的に数値が高い場所はどこで低い場所はどこなのか、一カ月前と比べて数値が上がっているのか下がっているのか、そういった情報を市民が得ることができます。

情報を得ることができれば、行政が対策を取らないレベルの数値であっても、個人的に対策をとるのか、それとも現段階では対策不要とするのか、自分の生活状況や考え方に基づいて、判断することができます。

放射能と同様に、行政などが電磁波を定点観測することを求めたいと思います。現状では私たちは、日々の暮らしの中でどのくらいの量の電磁波に被曝しているのかを、知ることができません。自分が住む地域、利用している場所の電磁波はどのくらいなのか、電磁波が相対的に強いのは（弱いのは）どこなのか、今日は昨日より強いのか弱いのか、私たちが知ることができれば、放射能と同様、個々人が判断するときの基準を得ることができます。

また、電磁波測定器を備品として所有し、希望する市民に貸し出している自治体もあります（東京都杉並区など）[注5]。個人が自分の判断で行動するために有効なので、このような行政機関が増えてほしいと思います。

2　情報開示

携帯電話中継基地局がどこにあるのか、日本では情報を開示していません。その理由について、国は中継基地局が破壊行為の対象になる恐れなどを挙げています。しかし、英国などでは公表していて、市民はインターネットで場所を調べることもできます。基地局の場所がわかれば、基地局が心配な人や、基地局に苦しんでいる人は、住む場所を選ぶ際に参考にすることができます。

3　基地局等の設置プロセス

携帯電話中継基地局の新設について、健康影響を心配する周辺住民とトラブルになるケースが後を絶ちません。「説明がなかった」あるいは「説明が足りない」との住民の主張の通り、業者側が強引に建てようとするケースも目立ちます。

福岡県篠栗町では、このような紛争を予防しようと、携帯電話基地局設置について事前に住民

注5：杉並区のウェブサイト http://www.kankyou.city.suginami.tokyo.jp/bihin/bihin_index.html

に説明をすることを業者に義務付けた条例が二〇〇七年二月に施行されました。

携帯電話、ＰＨＳ、ＷｉＭＡＸ等、あらゆる電波発生施設について、住民への事前説明を求めること、加えて、住民合意を義務付けること、また、設置後の電磁波の強さについてアセスメントを義務付ける法令の整備が求められます。

4　子どもへの配慮

成長途上の子どもは、電磁波や化学物質などの環境負荷の影響をより大きく受けることは、多くの研究者が指摘しています。

学校教育の現場にパソコンや電子黒板、無線ＬＡＮなどの導入が進められています。しかし、電波を発生する機器の導入は慎重に検討し、特に無線ＬＡＮの使用は避けるべきです。

5　国の政策決定プロセスの是正

電磁波の健康影響について日本政府における担当省は、高周波電磁波が総務省で、超低周波が経済産業省原子力安全・保安院です。総務省は電波産業振興を推進する役所です。また、原子力安全・保安院と電力会社の癒着ぶりも原発事故でつぶさに明らかにされました。高周波、超低周波とも、業界側と規制側を同じ役所が担当しています。これは原発と同じ構図であり、私たちの生活を守ってくれる仕組みにはなっていません。

総務省は、「国民が安心して安全に電波を利用できる社会を構築するため、電波による人体への影響に関する研究を促進するとともに、電波防護指針の評価・検証を行うことを目的」として、「生体電磁環境に関する検討会」を開催しています。同検討会の委員は、電波産業から研究費を受け取ったことがある研究者や電波産業出身の研究者（いわゆる「御用学者」）、電磁波問題に詳しくない婦人団体メンバーなどが委員となっています。その一方で、電磁波に苦しむ方の診療や研究を行なっている医師や、電磁波への環境影響の可能性を指摘している研究者、電磁波問題に取り組んできた市民団体は、委員になっていません。

このような偏った構成の検討会が、生活環境中の電磁波による健康影響は認められないとする総務省の施策についてお墨付きを与える役割を果たしています。この仕組みを改めて、いろいろな立場の者が政策決定に関与できる民主的なあり方にしなければなりません。

6　電磁波過敏症発症者への配慮

電磁波過敏症の方々は、生活環境中の様々な電磁波に反応して、いろいろな症状に苦しみます。電磁波が少ない環境を求めていますが、そのような場所を探すことは容易ではありません。

たばこの副流煙による健康影響が認知されるにつれ、公共施設や店舗での禁煙または分煙は当たり前になりました。電磁波も同様に、電波がないエリアを要所に設けて、電磁波で苦しむ方が社会生活を営めるようにするべきです。

7　電磁波発生の低減

新たな製品を開発する際、電磁波の発生がなるべく少なくなる技術を取り入れるよう、行政は業者に促すべきです。

携帯電話のＳＡＲ値は、携帯電話事業者がウェブサイトで公表していますが、多くは個別機種ごとの表示であり、一覧表などで比較できるようにもなっていません。また、店頭ですぐにＳＡＲ値を確認できるようにもなっていません。より低いＳＡＲ値の機種を買いたい人へ、もっと分かりやすい表示をさせてほしいです。

また、スマートメーターは、仮にどうしても導入が必要であるならば、電波を飛ばす無線方式ではなく、有線方式に変更すべきです。

なお、この項、電磁波発生を低減する技術の取り組みなどは、行政の取り組みを待たずとも、企業等が自主的に取り組むことも可能です。

[執筆者紹介]

大久保　貞利（おおくぼ　さだとし）

電磁波問題市民研究会事務局長。カネミ油症被害者支援センター共同代表。千葉商科大学特別講師（環境問題）。著書に『電磁波の何が問題か』『電磁波過敏症』『誰でもわかる電磁波問題』『コンピュータの急所』など。

上田　昌文（うえだ　あきふみ）

NPO法人市民化学研究室・代表。05～08年東京大学「科学技術インタープリター養成プログラム」特任教員。編・著書に『原子力と原発のきほんのき』『エンハンスメント論争』『食品ナノテクノロジーの応用と諸課題』など

矢部　武（やべ　たけし）

ジャーナリスト。1954年埼玉生まれ。米アームストロング大学で修士号を取得し、『ロサンゼルスタイムス』紙東京支局記者等を経てフリーに。『ひとりで死んでも孤独じゃない』（新潮新書）、『携帯電磁波の人体影響』（集英社新書）など著書多数。

植田　武智（うえだ　たけのり）

科学ジャーナリスト。食品の安全性やシックハウス、電磁波などについて独自の取材・調査を行ない、Mynewsjapanや週刊金曜日などで記事を連載中。情報サイト www.uedatakenori.com を準備中。主な著書に「危ない電磁波から身を守る本」（コモンズ）など

網代　太郎（あじろ　たろう）

1966年東京都墨田区生まれ。毎日新聞社記者、NPO法人化学物質過敏症支援センター事務局長などを経て、現在、行政書士、法律事務職員。「新東京タワー（東京スカイツリー）を考える会」共同代表。墨田区在住。

宮田　幹夫（みやた　みきお）

昭和40年名古屋市立大学医学研究科修了。中毒から、極めて微量な化学物質に反応する化学物質過敏症の問題に入る。電磁波の生体への影響の研究を行なう。現在は電磁波過敏症と化学物質過敏症の治療を行なっている。

藤井佳朗（ふじい　よしろう）

新神戸歯科院長。医学博士。著書『携帯電話は体に悪いか？』『歯科からの逆襲』『歯科からの医療革命』

石川　雅彦（いしかわ　まさひこ）

現代医学の力では解決不可能な難題に新次元の思考で取り組む「上流医学研究会」を設立。

アメリカ内科学会フェロー。

携帯電話（けいたいでんわ）でガンになる⁉
——国際がん研究機関評価の分析

2012年7月31日　初版第1刷発行　　定価2000円＋税

編著者　電磁波問題市民研究会 ©
発行者　高須次郎
発行所　緑風出版
〒113-0033　東京都文京区本郷2-17-5　ツイン壱岐坂
［電話］03-3812-9420　［FAX］03-3812-7262［郵便振替］00100-9-30776
［E-mail］info@ryokufu.com［URL］http://www.ryokufu.com/

装　幀　斎藤あかね　　イラスト　Nozu
制　作　R 企 画　　印　刷　シナノ・巣鴨美術印刷
製　本　シナノ　　用　紙　大宝紙業・シナノ　　E1500

Printed in Japan　　ISBN978-4-8461-1212-7　C0036